临床医疗护理常规（2019 年版）

消化内科诊疗常规

杨云生　蓝　宇　主　编

北京医师协会　组织编写

中国健康传媒集团

中国医药科技出版社

内容提要

　　本书是消化内科临床工作规范指南，系根据原卫生部《医师定期考核管理办法》的要求，由北京医师协会组织全市消化内科专家、学科带头人及中青年业务骨干共同编写而成。书中介绍了消化内科医师日常工作的基本理论、基本知识和基本技能。体例清晰、明确，内容具有基础性、专业性、指导性及可操作等特点，既是消化内科医师应知应会的基本知识和技能的指导用书，也是北京市消化内科领域执业医师定期考核业务水平的指定用书。本书适合广大执业医师、在校师生参考学习。

图书在版编目（CIP）数据

消化内科诊疗常规／杨云生，蓝宇主编 . —北京：中国医药科技出版社，2021.6
（临床医疗护理常规：2019 年版）
ISBN 978 - 7 - 5214 - 2487 - 4

Ⅰ. ①消…　Ⅱ. ①杨…　②蓝…　Ⅲ. ①消化系统疾病 - 诊疗　Ⅳ. ①R57

中国版本图书馆 CIP 数据核字（2021）第 093331 号

美术编辑　陈君杞
版式设计　郭小平

出版　**中国健康传媒集团** | 中国医药科技出版社
地址　北京市海淀区文慧园北路甲 22 号
邮编　100082
电话　发行：010 - 62227427　邮购：010 - 62236938
网址　www.cmstp.com
规格　787 × 1092 mm ¹⁄₁₆
印张　$10 \frac{3}{4}$
字数　229 千字
版次　2021 年 6 月第 1 版
印次　2021 年 6 月第 1 次印刷
印刷　三河市万龙印装有限公司
经销　全国各地新华书店
书号　ISBN 978 - 7 - 5214 - 2487 - 4
定价　**58.00 元**

获取新书信息、投稿、为图书纠错，请扫码联系我们。

《临床医疗护理常规（2019年版）》
编委会

《消化内科诊疗常规》
编委会

Preface

序 言

为适应现代医疗卫生事业的发展需要，及时更新医学知识，北京医师协会 2018 年10 月决定对北京市《临床医疗护理常规（2012 年版）》的内容进行补充修订。北京医师协会与北京地区 52 个专科医师分会组织医学专家和业务骨干，以现代医学理论为指导，致力于促进北京地区医疗质量与患者安全的持续改进和提高。经过有关专科医师分会和专家的共同努力，修编后的《临床医疗护理常规（2019 年版）》内容更加丰富，相关知识、技能更加先进，更能满足北京地区临床一线医师的需求。作为北京市各级各类医疗机构医务人员日常医疗护理工作规范，各类专科医师应知应会的基本知识与技能，北京市执业医师定期考核唯一指定用书，《临床医疗护理常规（2019 年版）》必将有效地帮助医疗机构提高工作质量，规范医疗行为，维护医务人员合法权益，推动北京地区临床医疗护理工作的持续改进和提高，为实现健康中国的宏伟目标做出积极的贡献。

在此，也向积极参与《临床医疗护理常规（2019 年版）》修编工作的各位专家和业务骨干表示衷心地感谢。

郭积勇

2019 年 12 月

《临床医疗护理常规（2019年版）》
修 编 说 明

2012年3月北京医师协会受北京市原卫生局委托，组织北京地区35个专科医师分会的医学专家和业务骨干，以现代医学理论为指导，结合北京地区临床实践经验，对《临床医疗护理常规（2002年版）》进行了认真修编，推出了《临床医疗护理常规（2012年版）》。

《临床医疗护理常规（2012年版）》是按照北京医师协会已经成立的各专科医师分会所涉及的医疗专业类别进行编写的。推出7年来，对提高各级各类医疗机构医疗质量，规范医护人员医疗行为，保障医务人员及患者安全方面发挥了重要作用。

随着我国医疗卫生事业的快速发展，涌现出许多新的医疗技术手段，北京医师协会的专科医师分会也由2012年的35个发展到目前的59个。为了更好地规范医疗服务行为，适应现代医疗卫生工作的需要，借鉴、吸收国内外先进经验，紧跟医学发展步伐，自2018年10月开始，北京医师协会组织专科医师分会对《临床医疗护理常规（2012年版）》有关内容进行补充修编，现共计推出33个专科的《临床医疗护理常规（2019年版）》。《临床医疗护理常规（2019年版）》凝聚着有关专家和业务骨干的心血，是北京地区临床医疗护理工作的一份宝贵财富。

尚需说明：

1. 关于《临床医疗护理常规（2019年版）》的修编，内科医师分会、康复医学科医师分会、泌尿外科医师分会、烧伤科医师分会、耳鼻咽喉科医师分会认为本专科技术变化不大，未进行修编。原《儿科诊疗常规》分为《儿内科诊疗常规》和《儿外科诊疗常规》两册。由于北京医师协会近期成立了重症专科医师分会和疼痛专科医师分会，故本次修订增加了《重症医学科诊疗常规》和《疼痛科诊疗常规》。全科医学医师分会提前对《全科医学科诊疗常规》进行了修订，已于2018年7月出版。老年专科医师分会于2017年成立后即出版了本专科的《老年医学诊疗常规》。

2. 为进一步完善北京市医师定期考核工作，保证医师定期考核工作取得实效，修编后的《临床医疗护理常规（2019年版）》旨在积极配合专科医师制度的建设，各专科分册独立程度高、专业性强，为各专科医师提供了应知应会的基本知识和技能。《临床医疗护理常规（2019年版）》将成为各专科执业临床医师定期考核业务水平测试的重要内容。

3. 《临床医疗护理常规（2019年版）》的修编仍然是一项基础性工作，目的在于为各级医护人员在临床医疗护理工作中提供应参照的基本程序和方法，以利于临床路径工作的开展，促进医学进展的学术探讨和技术改进。

4. 本次修编仍不含中医专业。

北京医师协会
2019年10月

Preface

前　言

　　本书的修订是在《消化内科诊疗常规（2012版）》的基础上，为顺应时代发展及疾病谱的变化，充分体现当前全国及北京地区的医疗水平及专业技术开展情况，在保持原有书写风格的同时，对常见病、常用诊疗技术进行介绍，在内容上针对消化内科疾病近年的诊疗进展，结合相应新的疾病诊治指南或专家共识做了必要的更新及修订。全书章节虽仍为四十一章，但从内容上进行了重新整合，编入了近年来发病率逐渐升高、影响患者生活质量、日益受到关注的功能性疾病（如功能性消化不良和慢性便秘等）。新修编的消化内科诊疗常规分册结合临床实践经验，参考国内外疾病诊治新进展，规范临床诊治行为，与国际接轨，可供广大临床医师参考。

　　本次修编工作是按照北京医师协会的要求，由北京医师协会消化专科医师分会杨云生会长、蓝宇副会长兼总干事担任主编，由钱家鸣、周丽雅、刘玉兰、郝建宇教授担任副主编，编者主要由北京医师协会消化专科分会的常务理事构成，并充分考虑到每位编者专家专业及研究领域的特长，以提供更具权威性、共识的观点和方法。本分册的完成，是消化科专科医师分会集体智慧的结晶及全体编者辛勤工作的结果。蓝宇教授承担了本书编写修订过程中的组织、协调和书稿整理等大量事务性工作，在本书编写过程中编者以外的众多医务人员也参与了编写，为本书的顺利完成做出了很大贡献。在此，谨对所有参与本书编写修订的各级专家致以诚挚的感谢！感谢北京协和医院杨红，首都医科大学附属北京大学人民医院高莉、邹宁、冯桂建、张黎明，首都医科大学附属北京天坛医院李鑫、张霞霞，北京积水潭医院陈维娜、高岩、毋睿涵，解放军总医院第一医学中心彭丽华、赵卡冰、郭旭，解放军总医院第六医学中心郑岩，中日友好医院房龙，解放军总医院第七医学中心赵晓军、许俊锋等医生对本诊疗常规提供的编写支持和帮助。

　　受水平和时间所限，本书在修编过程中难免有所疏漏，编写修订内容的不足之处在所难免，恳请各位读者及同道谅解并予批评指正。

编　者

2020 年 12 月

Contents

目 录

第一章 贲门失弛缓症

贲门失弛缓症病因迄今尚不明了，目前认为是与食管肌层内 Auerbach 神经节细胞变性、减少或缺乏以及副交感神经分布缺陷有关；神经节细胞退变的同时，常伴有淋巴细胞浸润的炎性表现，提示病因也可能与感染、免疫等因素有关。其主要特征是食管缺乏蠕动、食管下括约肌（LES）高压和对吞咽动作的松弛反应减弱。本病为一种少见病，目前估计发病率约为 1/100000，欧洲和北美较多见，在我国缺乏流行病学资料。本病可发生于任何年龄，但最常见于 20~39 岁的年龄组。男女发病大致相等，比例约为 1.00：1.15。

【诊断要点】

（一）临床表现

1. 吞咽困难

是本病最常见、最早出现的症状，表现多较缓慢，但亦可较急。初起可轻微，仅在餐后有饱胀感觉，继而呈间歇性发作，时轻时重，常因情绪波动发怒、忧虑、惊恐或进食生冷和辛辣等刺激性食物而诱发，固体食物比液体食物影响大。后期可转为持续性。

2. 胸骨后疼痛

在疾病早期更为常见。多发生在进食时，往往描述为胸骨后疼痛，易与心绞痛混淆。

3. 食物反流

食物反流与呕吐发生率可达 90%。呕吐多发生在餐后 20~30 分钟，可将当餐食物或隔夜食物呕出。因食物反流误吸入气管可致咳嗽，甚至引起肺部感染和哮喘等症状。

4. 体重减轻

病程迁延者体重减轻、营养不良和维生素缺乏等表现明显，极少数呈恶病质表现。应注意少数患者存在与肿瘤共存的可能。

临床多采用 Eckardt 评分系统对贲门失弛缓症患者进行分级（表 1-1）。

表 1-1 贲门失弛缓症临床症状评分系统（Eckardt 评分）

评分	症状			
	体重减轻（kg）	吞咽困难	胸骨后疼痛	反流
0	无	无	无	无
1	<5	偶尔	偶尔	偶尔
2	5~10	每天	每天	每天
3	>10	每餐	每餐	每餐

（二）辅助检查

1. 食管钡剂 X 线造影

食管钡餐 X 线造影检查见食管扩张、食管蠕动减弱、食管末端狭窄呈鸟嘴状、狭窄部黏膜光滑，是贲门失弛缓症患者的典型表现。Henderson 等将食管扩张分为三级：Ⅰ级（轻度），食管直径小于4cm；Ⅱ级（中度），食管直径 4～6cm；Ⅲ级（重度），食管直径大于6cm，甚至弯曲呈"S"形（乙状结肠型）。实时食管钡餐检查还能定量评估食管排空能力，是一种简单易重复的疗效评估工具。

2. 食管动力学检测

食管测压是贲门失弛缓症诊断的金标准。基于高分辨率食管测压技术的食管动力障碍性疾病芝加哥分类标准Ⅴ3.0，把贲门失弛缓症分为 3 型。Ⅰ型：中位综合松弛压（IRP）> 15mmHg，食管 100% 失蠕动收缩［食管远端收缩积分 DCI < 100（mmHg·s·cm）］，若为期前收缩伴 DCI < 450（mmHg·s·cm），亦可诊断失蠕动；Ⅱ型：IRP > 15mmHg，食管 100% 失蠕动收缩，≥20% 的吞咽为全食管增压；Ⅲ型：IRP > 15mmHg，食管无正常蠕动，≥20% 的吞咽存在期前（痉挛）收缩并伴 DCI > 450（mmHg·s·cm）。该分型可用于对手术疗效的预测，Ⅱ型疗效最好。

3. 胃镜检查

在内镜下贲门失弛缓症表现特点如下。

（1）大部分患者食管腔内可见中到大量的积食，多呈半流质状态覆盖管壁，且黏膜水肿增厚致使失去正常食管黏膜色泽。

（2）食管体部扩张，并有不同程度的扭曲变形。

（3）管壁可呈节段性收缩环，局部似憩室膨出。

（4）贲门狭窄程度不等，甚至完全闭锁不能通过。

应注意的是，早期贲门失弛缓症内镜下可无明显异常表现，有时镜身通过贲门感知阻力不甚明显时易漏诊该病。内镜还可排除器质性狭窄或肿瘤所致的"假性贲门失弛缓症"。

【治疗原则】

贲门失弛缓症治疗的目的是解除 LES 松弛障碍，降低 LES 压力，让食物顺利进入胃内。

1. 改变生活方式

对轻度患者应解释病情，稳定情绪，少食多餐，细嚼慢咽。为防止睡眠时食物溢流入呼吸道，可适当垫高床头。

2. 药物治疗

钙通道阻滞剂和硝酸酯类药物可缓解吞咽困难及胸骨后疼痛症状。如硝苯地平、硝酸甘油等可松弛 LES，降低 LES 压力，减轻食管体部痉挛。

3. 内镜下治疗

内镜下治疗的方法常用的有 A 型肉毒毒素注射、球囊扩张和经口食管下括约肌切开术（POEM）。A 型肉毒毒素注射是经内镜注射针将 A 型肉毒毒素注射于 LES 肌层内，耐受性好，安全性高，但疗效维持时间仅数月。球囊扩张治疗是经内镜下插入一个前端带气囊的导管，通过一定的充气使 LES 部分撕裂，而保持食管浆膜完好，但穿孔是较常见的并发症，严重时需要急诊手术。POEM 术是经口内镜下建立食管黏膜下隧道，经隧道切开贲门括约肌，再封闭食管黏膜切口的内镜治疗技术。确诊为贲门失弛缓症并影响生活质量者均可接受 POEM 治疗；对合并严重凝血功能障碍、严重器质性疾病等无法耐受手术者以及因食管黏膜下层严重纤维化而无法成功建立黏膜下隧道者禁用 POEM；食管下段或贲门区有明显炎症或巨大溃疡者是 POEM 手术的相对禁忌人群。

4. 外科治疗

对中、重度及内镜下治疗效果不佳的患者可行手术治疗。贲门肌层切开术（Heller 手术）仍是目前最常用的术式，可经胸或经腹手术，也可在胸腔镜或者腹腔镜下完成。

（彭丽华）

第二章　食管裂孔疝

胃贲门部及食管腹段或腹腔内脏经食管裂孔及其旁突入胸腔，称为食管裂孔疝。形成食管裂孔疝的病因多样，少数发病于幼年的患者有先天性发育障碍的因素，形成较大的食管裂孔和裂孔周围组织薄弱；近年来多认为后天性因素是主要的，与肥胖、慢性腹内压力升高及随年龄增长膈、食管韧带退变松弛有关。有学者统计，该病发生率在 40 岁以下为 9%，50 岁以上达 38%，70 岁以上高达 69%。食管裂孔疝患者可以无任何临床症状，也可表现出因反流、梗阻导致的一系列临床症状。食管裂孔疝通常被分为 4 型。Ⅰ 型为滑动型食管裂孔疝；Ⅱ 型为食管旁疝；Ⅲ 型为 Ⅰ、Ⅱ 型的混合型疝；Ⅳ 型为多器官型，除胃之外，小肠、结肠、网膜等均可成为疝囊的一部分。

【诊断要点】

（一）临床表现

1. 因反流导致的症状

包括典型的胃灼热和反流症状，也可有胸骨后疼痛、不适、吞咽困难等非典型症状，还可引起咽痛、声音嘶哑、咳嗽、哮喘等食管外症状。

2. 梗阻症状

食管炎导致管壁水肿、管腔狭窄，晚期食管纤维化可形成瘢痕性狭窄，食管旁疝压迫食管等均可导致食管梗阻，表现为食物停滞感、吞咽障碍和吞咽困难。

3. 并发症

食管裂孔疝合并严重食管炎、食管溃疡可出现消化道出血；巨大食管裂孔疝可出现膈肌水平胃黏膜皱襞嵴上线样糜烂，被称为 Cameron 糜烂，是易漏诊的上消化道出血原因之一；食管旁疝、混合型及多器官型疝可导致胃扭转、绞窄、急性胃扩张和肠梗阻，表现为胸闷、呼吸困难、腹痛、呕吐等症状，有时需急诊处理。

（二）辅助检查

1. X 线及钡餐造影检查

常规胸部透视及胸部平片应注意在心脏的后方或心影两侧有无含气的囊腔及气 - 液平面。上消化道钡餐造影检查时应注意有无膈上疝囊和疝囊内出现胃黏膜影，并观察膈上食管胃环的出现。如钡餐造影出现上述一个或一个以上征象，滑动型食管裂孔疝的诊断基本可以成立。食管旁疝的主要特点是食管末段位于膈肌下、腹腔内，而胃底多在食管左侧经扩大的裂孔疝入膈肌上方、后纵隔下部，呈现膈上疝囊征（胸内胃），疝囊的出现与食管蠕动无关。除上述征象外，若显示食管旁疝伴贲门口上移或滑动型疝的胃底在贲门口之上、钡剂反流入膈上疝囊内，可诊断混合型疝。

2. CT 扫描

与胸片相比，CT 扫描能准确判断疝的内容物，特别是常规胸片不易发现的网膜、系膜及实质性脏器，能发现食管裂孔的大小和形态，为制订治疗方案提供依据。

3. 食管动力学检测

高分辨率食管测压可以清晰显示胃食管接合部形态，可分为 3 型，其中食管下括约肌（LES）和膈肌（CD）压力条带分离，纵向间距≥3cm 的 3a 和 3b 型可以诊断为食管裂孔疝。

4. 胃镜检查

内镜下可见齿状线上移；食管裂孔压迹松弛、宽大，胃底"U"形倒镜可见双环，即下方的裂孔压迹环和上方的贲门环；可见疝囊；胃底黏膜松弛、变浅或消失，提示 His 角变钝或拉直；糜烂性食管炎的表现。

5. 24 小时食管 pH/pH－阻抗监测

食管裂孔疝患者常伴胃食管反流，24 小时食管 pH/pH－阻抗监测是诊断胃食管反流的金标准。未使用质子泵抑制剂（PPI）者可选择单纯 pH 监测，正在使用 PPI 者需加做阻抗监测以检测非酸反流。

【治疗原则】

部分食管裂孔疝患者无症状，大多数患者的症状轻微，出现绞窄和嵌顿等并发症的发生率很低，故食管裂孔疝的治疗以内科保守治疗为主。

1. 改变生活方式

饮食调节、控制体重、避免抬重物及弯腰及抬高床头等措施有助于减少胃食管反流的发生。

2. 药物治疗

对于合并胃食管反流的患者，可以选择 PPI、H_2受体阻滞剂、制酸剂和促动力剂等药物。

3. 内镜下治疗

一些内镜下的治疗方法如射频、MUSE 内镜下抗反流术等被用于抗反流的治疗，但对于存在食管裂孔疝的患者，应谨慎选择内镜治疗的方法，尤其是≥2cm 的食管裂孔疝。

4. 外科治疗

对于滑动型食管裂孔疝伴反流症状者，经内科治疗失败或疗效不佳，或不愿接受长期药物治疗，或出现食管狭窄、出血等并发症者可行手术治疗。有症状的食管旁疝、混合型疝和多器官型疝可能并发胃壁或其他疝出的腹内脏器钳闭或绞窄，或对肺脏造成挤压，也应手术治疗。常用的手术方式是腹腔镜胃底折叠术。

（彭丽华）

第三章　胃食管反流病

胃食管反流病（GERD）是指胃内容物（包括胃液和十二指肠液）反流入食管引起不适症状和（或）并发症的一种疾病。GERD 根据内镜下有无食管黏膜损伤的证据分为反流性食管炎（RE）和非糜烂性反流病（NERD），其中 NERD 最常见，占 GERD 的 65%～70%。Barrett 食管是指食管下段鳞状上皮被柱状上皮所取代，可以伴有或不伴有肠上皮化生，也属于 GERD 的范畴。

GERD 的发病机制是抗反流防御机制削弱及食管酸清除能力下降，主要变化为食管下括约肌压力（LESP）降低、一过性食管下括约肌松弛（tLESR）过度和食管裂孔疝等。主要损伤因素为过多的胃内容物主要是胃酸反流入食管引起食管黏膜损伤，胆汁和消化酶也对食管黏膜有损伤作用。

【诊断要点】

（一）临床表现

典型和常见症状是胃灼热和反流，其他少见或不典型的相关症状包括上腹痛、胸痛、嗳气、腹胀、上腹不适、咽部异物感、吞咽痛和吞咽困难等，还有食管外症状（如慢性咳嗽、咽喉炎、哮喘和龋齿等）。

（二）辅助检查

1. 内镜及活检

有助于确定有无反流性食管炎及有无合并症和并发症，如食管裂孔疝、食管炎性狭窄以及食管癌等。1994 年洛杉矶会议提出明确的分级标准，根据内镜下食管病变严重程度分为 A～D 级。A 级：食管可见一个或一个以上黏膜破损，长度 <5mm（局限于一个黏膜皱襞内）；B 级：食管可见一个或一个以上黏膜破损，长度 >5mm（局限于一个黏膜皱襞内），且病变没有融合；C 级：食管黏膜破损病变有融合，但是小于食管管周的 75%；D 级：食管黏膜破损病变有融合，且大于食管管周的 75%。对有食管和食管外症状的患者，胃镜检查结合黏膜活检病理组织学可帮助确诊 RE、BE 以及相关性食管炎性狭窄和腺癌。

2. 食管 X 线钡透

有助于鉴别相关疾病，观察食管、胃的解剖以及食管裂孔疝的大小和位置，还可在一定程度上研究食管的推进情况。

3. 24 小时食管 pH 监测

24 小时食管 pH 监测的意义在于证实反流的存在与否。24 小时食管 pH 监测能详细显示酸反流、昼夜酸反流规律、酸反流和症状的关系及对治疗的反应，使治疗个体化。对碱反流可用 24 小时胆汁监测仪，联合多通道腔内阻抗应用可监测出所有的反流事件，明确反流物的性质（气体、液体或气体液体混合物），与食管 pH 监测联合应用可以明确反流物为酸性或非酸性，明确反流物与反流症状的关系。

4. 食管压力测定

食管压力测定可提供病理生理方面的指标，为诊断该病的参考指标，可测定 LES 压力、位置和长度以及食管体部蠕动类型等。正常人食管静息压为 15～30mmHg（2.0～4.0kPa），如 LES 压力小于 10mmHg（1.33kPa）则提示 LES 功能不全。

5. 食管酸灌注试验

向食管内灌注 0.1mmol/L 的盐酸，如出现胸骨后灼痛则为阳性。

6. 质子泵抑制剂（PPI）试验

如奥美拉唑 20mg，每日 2 次，治疗 7 日，若患者的症状消失或显著好转，提示为明显的酸相关疾病，在除外消化性溃疡等疾病后，可考虑 GERD 诊断。

7. 其他

食管黏膜超微结构研究可以了解反流存在的病理生理学基础；无线食管 pH 测定可以提供更长时间的酸反流检测。

【治疗原则】

治疗目标：治愈食管炎，缓解症状，提高生活质量，预防并发症。

（一）一般治疗

抬高患者床头，戒烟、酒，予低脂、低糖饮食，避免饱餐，不可于餐后立刻平卧，肥胖者应减轻体重。

（二）药物治疗

1. 质子泵抑制剂

治疗的首选药物。如奥美拉唑 20mg，每日 1～2 次，疗程 4～8 周。目前临床上常用的此类药物有奥美拉唑、埃索美拉唑、雷贝拉唑、兰索拉唑和泮托拉唑等。

2. H_2 受体阻滞剂

如西咪替丁、雷尼替丁、法莫替丁等。

3. 促动力药

多潘立酮 10～20mg，每日 3 次；莫沙必利 5mg，每日 3 次；伊托必利 50mg，每日 3 次。促动力药可作为抑酸药物治疗的辅助用药。

由于 GERD 是一种慢性疾病，从控制症状、预防并发症的角度来说，GERD 需要维持治疗。以 PPI 标准剂量维持治疗，半年后随访 80% 以上患者仍可维持正常。按需治疗是间歇治疗的一种，即只在症状出现时用药，持续使用至症状缓解。

（三）内镜治疗

训练有素的内镜医生可谨慎开展内镜治疗。内镜下腔内治疗主要包括胃镜下微量射频治疗、MUSE 胃底折叠术、胃镜下贲门缩窄术及抗反流黏膜切除术。食管狭窄可行内镜扩张治疗，必要时可行支架置入术。伴有异型增生和黏膜内癌的 BE 患者，超声内镜检查排除淋巴结转移后，可考虑内镜切除术。

（四）外科治疗

凡长期服药无效、需终身服药、不能耐受扩张、需反复扩张者都可考虑行外科手术。对已证实有癌变的 BE 患者，原则上应手术治疗，可选用腹腔镜或开胸腹手术。

　　总之，大多数 GERD 患者的症状和食管黏膜损伤可以通过药物治疗得到控制。当患者对药物治疗无效时，应当重新考虑诊断是否正确。适时调整药物及剂量是提高治疗 GERD 疗效的重要措施之一。内镜下治疗和手术治疗应综合考虑后再慎重做出决定。

第四章　贲门黏膜撕裂综合征

贲门黏膜撕裂综合征是食管下端和胃连接处的黏膜纵形裂伤，并发上消化道出血，一般出血有自限性，如累及小动脉可引起严重出血。1929 年 Mallory 与 Weiss 首先从尸体解剖中认识本病，因而又称为 Mallory – Weiss 综合征。

发病主要是因为腹内压力或胃内压力骤然升高，导致黏膜撕裂。恶心、呕吐是胃内压升高的主要因素；妊娠、急性胃炎、放置胃管、内镜检查、糖尿病酮症酸中毒或尿毒症、麻醉不良反应、急性胰腺炎、心绞痛或急性心肌梗死均可引起剧烈呕吐；其他能引起胃内压升高的情况，如酗酒、剧烈咳嗽、用力排便、举重、分娩、胸外按摩、喘息状态、癫痫发作、腹部顿挫伤等均可引起食管贲门黏膜撕裂症；有食管裂孔疝的患者更容易发生食管贲门黏膜的撕裂。

本病病理表现为食管远端黏膜和黏膜下层的纵形撕裂，基底部可见血凝块和坏死组织覆盖，边缘清楚，黏膜水肿。

【诊断要点】

（一）临床表现

大多数患者常在干呕或呕吐后发生呕血或呕出带血丝的胃内容物，通常先呕出胃内容物，然后呕吐鲜血，有时伴有轻微上腹部疼痛。出血量可大可小，部分患者于呕吐一至数日后出现黑便，少数患者于呕吐后随之出现大量呕血及休克表现。多数患者查体无明显阳性体征，严重病例可出现自发食管破裂，又称 Boerhaave 综合征，同时可并发胸腔感染或积液。

（二）辅助检查

1. 胃镜检查

胃镜检查是诊断贲门黏膜撕裂综合征的最有效方法，可以准确发现出血部位，并可除外其他出血原因。只要没有绝对的禁忌证，都应进行急诊胃镜检查来确诊，为避免胃镜检查时引起剧烈呕吐加重黏膜撕裂应申请无痛内镜。撕裂处早期可见线状裂口，有新鲜血液渗出，后期呈线状溃疡，表面附有线状白苔。

2. 选择性腹腔动脉或胃左动脉造影

选择性腹腔动脉或胃左动脉造影有助于确定出血部位。常在出血量较大、出血速度较快、内镜检查有禁忌证或难以发现出血原因时选用。

3. 上消化道造影

上消化道造影不作为常规诊断方法，怀疑并发食管穿孔时可进行造影检查。建议选择水溶性造影剂如泛影葡胺，以防钡剂外溢沉积产生不良后果。

4. 胸片及胸部 CT

胸片及胸部 CT 常作为怀疑食管穿孔或破裂时的检查手段。食管破裂后胸部平片或CT 检查可发现纵隔增宽，内可见气 - 液平面，有时可发现皮下气肿，并发单侧胸腔积液时可见相应改变。

【治疗原则】

（一）一般处理

卧床休息，尽量去除引起腹压增高的因素；治疗原发疾病，严密监测生命体征，保持呼吸道通畅，必要时吸氧；观察呕血和黑便情况，定期复查血常规等；对老年患者实施心电监护；大量出血者应禁食，少量出血者可适当进流食。

（二）补充血容量

必要时输血，补充和维持血容量。

（三）药物治疗

1. 止吐

剧烈呕吐或恶心不断时，可给予止吐剂，如肌内注射甲氧氯普胺 5 ~ 10mg 或中枢性止吐药物（如昂丹司琼）。

2. 抑制胃酸分泌

静脉给予质子泵抑制剂，如奥美拉唑 40mg，每日 1 ~ 2 次，静脉注射。临床上常用的此类药物还有埃索美拉唑、兰索拉唑和泮托拉唑等。出血稳定后可改为口服质子泵抑制剂继续治疗，总疗程 8 周。

3. 黏膜保护药物

如硫糖铝混悬液 1.0g，3 ~ 4 次/天。

4. 口服止血剂

口服凝血酶、去甲肾上腺素冰盐水和云南白药等。

（四）内镜治疗

内镜直视下钛夹夹闭出血创面或撕裂的黏膜或出血部位局部喷洒凝血酶、电凝止血、氩离子凝固术（APC）止血等，机械性止血联合其他止血方法效果最佳。

（五）血管介入栓塞治疗

如经上述处理，仍有活动出血，可考虑动脉栓塞治疗，一般选择性栓塞胃左动脉。

（六）手术治疗

对于经保守治疗或内镜及介入治疗均不成功的患者，应考虑急诊外科手术治疗。

（杨云生）

第五章　食管癌

食管癌系发生于食管上皮的恶性肿瘤，90% 为鳞状上皮癌，10% 为腺癌。食管癌根据疾病进展阶段可分为早期食管癌和进展期食管癌。早期食管癌是指局限于食管黏膜层的癌，不论有无淋巴结转移。早期食管癌经治疗后 5 年生存率高于 95%，而晚期食管癌的 5 年生存率不及 20%。我国是食管癌高发国家，其中超过 90% 的食管癌患者诊断时已发展为进展期食管癌。

食管癌的确切病因尚不清楚。目前认为食管癌的发生与以下因素有关。①过度吸烟、饮酒；②长期进食粗糙、过热食物以及亚硝酸盐和真菌污染的食物，因新鲜水果、蔬菜、蛋白质摄入不足导致营养物质如维生素、微量元素、蛋白质的缺乏；③食管原有疾病如食管炎、贲门失弛缓症、食管黏膜白斑、缺铁性吞咽困难综合征（普 - 文综合征）、食管化学烧伤等；④人乳头状瘤病毒感染引起食管乳头状瘤，而后者与食管上皮增生有关从而演变为食管癌，但两者之间确切的关系有待进一步探讨；⑤Barrett 食管（BE）：是指食管下段鳞状上皮被化生的柱状上皮替代的病理现象，是食管癌的癌前病变之一，近年来，源自 Barrett 食管的腺癌有增加的趋势；⑥遗传因素：食管癌有家族聚集现象，除饮食、环境因素外，食管癌有大量基因突变，存在一定的遗传易感性。

【诊断要点】

（一）临床表现

1. 症状

（1）早期食管癌：多无明显症状，大多数患者是在机会性胃镜筛查或高危人群筛查过程中发现的。

（2）进展期食管癌：早期以胸骨后不适、轻微哽噎感或刺痛以及食管内异物感或滞留感为主要表现，上述症状以进食干硬、刺激性食物时为著，可偶发、间断，进而可持续出现，中晚期出现进行性吞咽困难。食管内潴留的内容物如果反流到气管可引起咳嗽和胸骨后、剑突下、上腹部疼痛。由于吞咽困难，可引起营养摄入不足导致消瘦，此外肿瘤转移或局部压迫引起喉返神经麻痹可表现为声音嘶哑、顽固性呃逆和呛咳等。

2. 体征

早期可无任何体征，中晚期可表现为消瘦、贫血、恶病质；锁骨上淋巴结肿大，肿瘤压迫颈交感神经节时，表现为一侧上眼睑下垂、瞳孔缩小及面部无汗，在暗条件下瞳孔散大变慢，为 Horner 征；另外还有远处器官转移的体征。

（二）辅助检查

1. 内镜检查

（1）普通内镜检查：普通内镜可直观了解肿瘤的部位、范围和形态以及管壁的僵硬程度、扩张度、狭窄和蠕动情况。内镜下活检或大块黏膜切除可进行病理检查以确诊，但无法了解病变浸润的深度及与周围组织的关系。

（2）电子染色内镜结合放大内镜：目前常用的电子染色内镜包括电子窄带成像（NBI）、蓝激光成像技术（BLI）、智能电子分光技术（FICE）、智能电子染色内镜技术等。可以通过特殊光学处理突出病变特征，结合放大内镜有助于判断病变的性质、范围、浸润深度等特征，指导治疗手段的选择。

（3）卢戈液染色内镜：常用浓度为 1%~1.5%。由于食管鳞癌病变组织内糖原含量减少，卢戈液染色常呈现出淡染或不染表现，有利于病变性质和范围的判断。

（4）超声内镜：有助于了解病变浸润的深度、范围及其与周围组织的关系，有助于病情的分期、手术方案的确定以及放疗、化疗前后疗效的评价。

（5）共聚焦内镜、自发荧光内镜（AFI）等有助于疾病的诊断。

2. 食管脱落细胞学检查

吞入带有乳胶气囊和网套的塑料管，气囊充气后缓慢拉出，对网套上的刮擦物做图片细胞学检查，阳性率可达 90%，对心肺功能不全、食管静脉曲张的患者不宜使用。此检查既往常作为高危人群筛查的方法，随着胃镜的普及此法目前已基本不用。

3. X 线检查

通过胃肠双重对比造影可观察食管黏膜的形态及食管壁的张力。早期食管癌可出现食管黏膜结构紊乱、中断；局部管壁僵硬或小的充盈缺损或龛影；中晚期时多有食管病变处不规则狭窄、充盈缺损或龛影；狭窄段以上食管扩张。

4. CT 检查

可显示病变处食管不规则增厚、管腔狭窄等，了解食管与邻近器官的关系、肿瘤浸润的范围，对确定放疗靶区、制订手术方案具有指导意义，但对早期食管癌的诊断帮助不大。

5. 磁共振检查

意义与 CT 相同，但比 CT 可更清楚地显示肿瘤的解剖位置及范围。

6. PET – CT

PET – CT（正电子发射型计算机断层显像检查）是功能性显像，诊断敏感性与准确性均高于 CT。使食管肿瘤的原发灶及远处转移灶、隐匿型淋巴结的检测率明显提高，能根据肿瘤组织代谢变化来评价其对放化疗的敏感程度，对术后复发病灶的诊断优势更明显。

【治疗原则】

（一）内镜治疗

早期食管癌常用的一线治疗手段。常用的治疗方案包括内镜下黏膜切除术、内镜黏膜下剥离术、射频消融治疗及光动力治疗等。治疗后的 5 年生存率高达 95%。

（二）外科治疗

手术切除是治疗食管癌的主要方法。早期病变或病变局限无远处转移、各系统功能良好、可耐受手术者首选手术治疗；对有明显外侵和远处转移的患者也应尽可能姑息性切除，解除局部症状；对放疗后复发、食管癌切缘残留也应再次手术。

（三）放射治疗

无手术适应证者可行放射治疗，也可作为手术前后的辅助治疗，分为根治性与姑息性放疗两类。

（四）化疗

1. 术前新辅助化疗

术前肿瘤血运完整，有利于局部化疗药物作用，使病灶控制，消灭远处转移灶，提高手术切除率，减少术中转移。

2. 新辅助放化疗

联合应用放疗、化疗可以提高放疗的敏感性，增加放疗的局部病灶的控制疗效。

3. 根治性放化疗

指食管癌患者放、化疗后无须手术。

4. 术后辅助化疗

5. 晚期食管癌姑息化疗

常用药物有 5 – 氟尿嘧啶（5 – FU）、博来霉素（BLM）、丝裂霉素（MMC）、环磷酰胺（CTX）、顺铂（DDP）、依托泊苷（VP – 16）、平阳霉素（PYM）、亚叶酸钙（CF）、紫杉醇、奥沙利铂和卡培他滨等。联合用药多采用 PF（DDP + 5 – FU）或 PLF（DDP + 5 – FU/CF）作为一线方案。

6. 肿瘤免疫治疗

随着免疫检查点抑制剂在抗肿瘤领域取得突破性进展，抗 PD – 1/PD – L1 单克隆抗体被用于初始治疗失败的晚期食管癌患者，具有一定疗效，但远期生存率是否的到提高，尚需进一步临床试验验证。

7. 姑息治疗

（1）食管扩张或支架置入（硅胶支架或钛镍记忆金属支架）：解除晚期患者的梗阻症状，改善生活质量。

（2）中医中药：可作为辅助治疗。

（杨云生）

第六章　急性胃炎

急性胃炎系指由不同原因所致的胃黏膜急性炎症和损伤。临床上按病因及病理变化的不同，分为急性单纯性胃炎、急性糜烂性胃炎、急性腐蚀性胃炎、急性化脓性胃炎，其中临床上以急性单纯性胃炎最为常见。常见的病因有酒精、药物、应激、感染、十二指肠液反流、胃黏膜缺血、缺氧、食物变质和不良的饮食习惯、腐蚀性化学物质以及放射损伤和机械损伤等。

【诊断要点】

（一）临床表现

1. 症状

症状常有上腹痛、腹胀、恶心、呕吐和嗳气及食欲缺乏等。如伴胃黏膜糜烂出血，则有呕血和（或）黑便，大量出血可引起出血性休克；药物和应激状态所致的胃炎，常以呕血或黑便为首发症状；细菌感染患者可出现腹泻等；腐蚀性胃炎可吐出血性黏液，严重者可发生食管或胃穿孔，引起胸膜炎或弥漫性腹膜炎；化脓性胃炎起病常较急，有上腹剧痛、恶心、呕吐、寒战和高热，血压可下降，出现中毒性休克；也有部分患者仅有胃镜下所见，而无任何症状。

2. 体征

上腹部压痛是常见体征，尤其多见于严重疾病引起的急性胃炎出血者；腐蚀性胃炎因口腔黏膜、食管黏膜和胃黏膜都有损害，口腔、咽喉黏膜充血、水肿和糜烂；化脓性胃炎有时体检则酷似急腹症。

（二）辅助检查

1. 胃镜检查

急性糜烂出血性胃炎的确诊有赖于急诊胃镜检查，一般应在出血后 24～48 小时内进行，可见到以多发性糜烂、浅表溃疡和出血灶为特征的急性胃黏膜病损。食物中毒患者宜于呕吐症状有所缓解后再考虑是否需要进行胃镜检查，吞服腐蚀剂者则为胃镜检查禁忌。

2. 实验室检查

疑有出血者应做呕吐物或粪便隐血试验、红细胞计数、血红蛋白测定和血细胞比容。感染因素引起者，应做白细胞计数和分类检查、粪便常规和培养。

3. X 线钡剂检查

无诊断价值。

（三）诊断

1. 病因诊断

急性胃炎应做出病因诊断。药物性急性胃炎最常见的是由非甾体抗炎药（NSAID）如酮洛芬、吡罗昔康、吲哚美辛等以及阿司匹林所致；对严重外伤、败血症、呼吸衰竭、低血容量性休克、烧伤、多脏器功能衰竭、中枢神经系统损伤等应激状态时要警惕急性胃黏膜病变的发生；常见的还有酒精性急性胃炎、急性腐蚀性胃炎等。

2. 鉴别诊断

急性胃炎应与急性阑尾炎、急性胰腺炎、急性胆囊炎相鉴别。

【治疗原则】

（一）一般治疗

（1）针对病因，去除损害因子，根除 Hp，去除 NSAID 或乙醇的诱因；积极治疗原发病。

（2）严重时禁食，逐渐过渡到流质、半流质饮食。

（二）对症和支持疗法

呕吐患者因不能进食，应补液，用葡萄糖及生理盐水维持水、电解质平衡，伴腹泻者注意钾的补充；腹痛者可用阿托品、复方颠茄片或山莨菪碱等解痉药；以恶心、呕吐或上腹胀闷为主者可选用甲氧氯普胺、多潘立酮、莫沙必利或盐酸伊托必利等促动力药。

（三）药物治疗

（1）抑酸剂：可选择 H_2 受体阻滞剂。雷尼替丁 150mg，每日 2 次；法莫替丁 20mg，每日 2 次；不能口服者可用静脉滴注。

（2）应用胃黏膜保护剂和抗酸剂：如硫糖铝、胶体铋、铝碳酸镁等，每日 3~4 次口服。

（3）细菌感染所引起者可根据病情，选用喹诺酮类制剂、氨基糖苷类制剂或头孢菌素。

（4）应激性急性胃炎常出现上消化道出血，应抑制胃酸分泌，提高胃内 pH。临床常用法莫替丁 40~80mg/d，静脉滴注；或雷尼替丁 300mg/d 静脉滴注。质子泵抑制剂抑酸效果更强，疗效更显著，如奥美拉唑 40~80mg，静脉注射或静脉滴注，每日 2~3 次。

（四）并发症的治疗

急性胃炎的并发症包括穿孔、腹膜炎、水电解质紊乱和酸碱失衡等。细菌感染者选用抗生素治疗，因过度呕吐致脱水者及时补充水和电解质，并适时检测血气分析，纠正酸碱失衡。对于穿孔或腹膜炎者，则需要考虑外科治疗。

（许　乐）

第七章 慢性胃炎

慢性胃炎系指由多种原因引起的胃黏膜慢性炎症和（或）腺体萎缩性病变，病因主要与幽门螺杆菌（Hp）感染密切相关。其他原因如长期服用损伤胃黏膜的药物，主要为非甾体抗炎药，如阿司匹林、吲哚美辛等。十二指肠液反流，其中胆汁、肠液和胰液等可减弱胃黏膜屏障功能，使胃黏膜发生炎症、糜烂和出血，并使胃腔内 H^+ 反弥散至胃黏膜内，促进炎性渗出而使慢性炎症持续存在；此外，酗酒、长期饮用浓茶、咖啡等也可导致胃炎。慢性胃炎的发病常随年龄增长而增加，胃体萎缩性胃炎常与自身免疫损害有关。

根据新悉尼胃炎系统和我国 2017 年颁布的《中国慢性胃炎共识意见》标准，由内镜及病理组织学变化，将慢性胃炎分为非萎缩性（浅表性）胃炎及萎缩性胃炎两大基本类型和一些特殊类型胃炎。

【诊断要点】

（一）临床表现

1. 症状

无特异性，多数慢性非萎缩性胃炎患者无任何症状；少数患者可有上腹痛或不适、上腹胀、早饱、嗳气、恶心等非特异性消化不良症状；如有胃黏膜糜烂者可出现少量或大量上消化道出血；长期少量出血可引起缺铁性贫血；胃体萎缩性胃炎可出现恶性贫血，常有全身衰弱、疲软、神情淡漠、隐性黄疸；消化道症状一般较少。

2. 体征

体征多不明显，有时上腹轻压痛，胃体胃炎严重时可有舌炎和贫血。

（二）辅助检查

1. 胃镜检查

（1）慢性胃炎的诊断主要依据胃镜所见和胃黏膜组织病理检查。按照悉尼胃炎标准要求，完整的诊断应包括病因、部位和形态学三方面。例如诊断为"胃窦为主慢性活动性 Hp 胃炎""NSAIDs 相关性胃炎"。凡有上消化道症状者都应进行胃镜检查，以除外早期胃癌、胃溃疡等疾病。中年妇女患者应做胆囊超声检查，排除胆囊结石的可能。

（2）内镜下慢性非萎缩性胃炎可见红斑（点状、片状、条状）、黏膜粗糙不平、出血点（斑）、黏膜水肿及渗出等，尚可见糜烂及胆汁反流。萎缩性胃炎则主要表现为黏膜色泽发白，有不同程度的皱襞变平或消失。在不过度充气状态下，可见血管纹，轻度萎缩时见到模糊的血管，重度时看到明显血管分支。内镜下肠化黏膜呈灰白色颗粒状小隆起，肠化也可以呈平坦或凹陷外观；如观察到黑色附着物通常提示糜烂等致出血。

（3）病理组织学检查：萎缩的确诊依赖于病理组织学检查。萎缩的肉眼与病理之符合率仅为38%~78%，这与多灶性萎缩性胃炎的胃黏膜萎缩呈灶状分布有关。一些因素可影响结果的判断，如：①活检部位的差异；②Hp感染时胃黏膜大量炎症细胞浸润，形如萎缩，但根除Hp后胃黏膜炎症细胞消退，黏膜萎缩、肠化可望恢复。活组织病理学检查时可同时检测Hp，并可在内镜检查时多取一块组织做快速尿素酶检查以增加诊断的可靠性。内镜检查和胃黏膜组织学检查结果与慢性胃炎患者症状的相关分析表明，患者的症状缺乏特异性，且症状之有无及严重程度与内镜所见及组织学分级并无肯定的相关性。慢性萎缩性胃炎的临床表现不仅缺乏特异性，而且与病变程度并不完全一致。

2. X线钡餐检查

依靠X线诊断慢性胃炎价值不如胃镜和病理组织学。

【治疗原则】

慢性非萎缩性胃炎的治疗目的是缓解消化不良症状和改善胃黏膜炎症。治疗应尽可能针对病因，遵循个体化原则。消化不良症状的处理与功能性消化不良相同。无症状、Hp阴性的非萎缩性胃炎无需特殊治疗。

（一）一般治疗

不论其病因如何，均应戒烟、忌酒，避免使用损害胃黏膜的药物（如NSAIDs等）以及避免对胃黏膜有刺激性的食物和饮品，如过于酸、甜、咸、辛辣和过热、过冷食物、浓茶、咖啡等，饮食宜规律，少吃油炸、烟熏、腌制食品，不吃腐烂变质食物，多吃新鲜蔬菜和水果，所食食品要新鲜并富于营养，保证有足够的蛋白质、维生素（如维生素C和叶酸）及铁质摄入，精神上要乐观，生活要规律。

（二）针对病因或发病机制的治疗

1. 根除Hp

慢性非萎缩性胃炎的主要症状为消化不良，其症状应归属于功能性消化不良范畴。目前国内、外均推荐对Hp阳性的功能性消化不良行根除治疗，因此，有消化不良的Hp阳性慢性非萎缩性胃炎患者均应根除Hp；另外，如果伴有胃黏膜糜烂，也应根除Hp。大量研究表明，根除Hp可使胃黏膜组织学得到改善，对预防消化性溃疡和胃癌的发生有重要意义，对改善或消除消化不良症状具有费用–疗效比优势。

2. 保护胃黏膜

硫糖铝、瑞巴派特、替普瑞酮、吉法酯、依卡倍特适用于有胆汁反流、胃黏膜损伤和（或）症状明显者。

3. 抑制胆汁反流

促动力药可防止或减少胆汁反流；胃黏膜保护药，特别是有结合胆酸作用的铝碳酸镁制剂，可增强胃黏膜屏障、结合胆酸，从而减轻或消除胆汁反流所致的胃黏膜损害。

4. 促动力药

如多潘立酮、马来酸曲美布丁、莫沙必利、盐酸伊托必利、酒石酸西尼必利主要用于上腹饱胀、恶心或呕吐等为主要症状者。

5. 有胃黏膜糜烂和（或）以反酸、上腹痛等症状为主者

可根据病情或症状严重程度选用抗酸药、H_2 受体拮抗药或质子泵抑制药（PPI）。

6. 助消化治疗

对于伴有腹胀、食欲缺乏等消化不良症状者，可选用含有胃蛋白酶、胰酶和复合酶制剂治疗。

7. 贫血

若为缺铁，应补充铁剂。大细胞贫血者根据维生素 B_{12} 或叶酸缺乏分别给予补充。

8. 抗抑郁药或抗焦虑治疗

可用于有明显精神因素的慢性胃炎伴消化不良症状患者，同时应予耐心解释或心理治疗。

9. 其他对症治疗

包括解痉止痛、止吐等。

10. 手术

萎缩性胃炎和肠化不是手术的指征，对伴有息肉、异型增生或有局灶性凹陷或隆起者，应加强随访，当出现黏膜重症异型增生时应考虑内镜下手术治疗。

（许　乐）

第八章　功能性消化不良

消化不良是临床十分常见的一组上腹（胃、十二指肠）症状，包括器质性和功能性两大类。根据《中国功能性消化不良专家共识意见（2015）》，消化不良指位于上腹部的一个或一组症状，主要包括上腹部疼痛、上腹部烧灼感、餐后饱胀感及早饱感，也包括上腹胀气、嗳气、恶心和呕吐等症状。当慢性消化不良症状不能用器质性、系统性或代谢性疾病等来解释其症状产生的原因时，即为功能性消化不良（FD）。

根据 Rome Ⅳ标准，功能性消化不良包括两种亚型：①餐后不适综合征（PDS）；②上腹痛综合征（EPS）。PDS 与 EPS 可重叠出现。

【诊断要点】

（一）临床表现

1. 症状

FD 患者无特异性临床表现，症状反复发作，病程长短不一。主要症状可有餐后饱胀、早饱、中上腹痛、烧灼感以及其他胃肠道症状（包括上腹胀气、嗳气、恶心和呕吐等）；可有部分患者有胃肠外症状，主要包括焦虑、抑郁、睡眠障碍、注意力不集中等精神、心理异常；部分患者可有四肢关节痛、头痛、胸痛、头晕、气促、心悸等躯体化症状。

2. 体征

FD 患者多无明显的阳性体征，部分中上腹痛患者可能有腹部轻压痛。

（二）辅助检查

1. 常规检查

诊断 FD 需首先排除器质性疾病引起的相关症状。在寄生虫感染流行区域，建议行相应粪或血清的寄生虫病原学检测；多饮、多食、出汗、消瘦者等可行甲状腺功能检查以排除甲状腺功能亢进症；胆胰疾病等均可出现消化不良症状，需通过包括血常规、血生化、粪便隐血、腹部超声或 CT 等检查加以排除；此外，部分患者还需根据具体情况行结肠镜、上腹部 CT 或 MRI 检查排除恶性肿瘤（如肝癌、胰腺癌等）。

2. 上消化道内镜检查

上消化道内镜检查（包括胃、十二指肠活检）在诊断 FD 患者中起重要作用，《中国功能性消化不良专家共识（2015）》中将上消化道内镜作为初诊 FD 患者需行的检查之一。

3. Hp 检测

Hp 在上消化道系统疾病包括慢性胃炎、消化性溃疡和胃癌等发病中有重要作用，其在 FD 中的作用也早已受到关注，检测 Hp 成为经验性治疗无效的 FD 患者的重要评估手段。临床上常用检测幽门螺杆菌的方法有^{13}C、^{14}C 尿素呼气试验和快速尿素酶试验法。

4. 胃感觉及运动功能检测

临床上常用的检测胃排空的方法包括核素法、氢呼气法及不透 X 线标记物胃排空检测法。检测胃容受性的方法有电子恒压法以及负荷试验，包括饮水及营养液体试餐。

由于胃排空及胃容受性的检测操作较为复杂，对实验室技术要求高，难以在临床上常规开展，所以不推荐其为临床常规检查项目，但当 FD 与胃轻瘫鉴别困难时，可考虑行上述检测，帮助明确诊断。

5. 精神心理状态评估

心理状态的评估是功能性胃肠病患者的重要评估内容，对患者的治疗方案的选择尤其是经验治疗无效的患者，后续治疗方案的制订有重要的参考价值。可以使用综合医院焦虑抑郁量表进行评估。

（三）诊断标准

根据 Rome Ⅳ 标准功能性消化不良的诊断标准见表 8 - 1。

表 8 - 1　罗马Ⅳ功能性消化不良的诊断标准

1. 包括以下 1 项或多项
　（1）餐后饱胀不适
　（2）早饱不适感
　（3）中上腹痛
　（4）中上腹烧灼不适

2. 无可以解释上诉症状的结构性疾病的证据（包括胃镜检查）

　诊断前症状出现至少 6 个月，近 3 个月符合以上诊断标准。

【治疗原则】

FD 发病病理生理机制与多种因素有关，目前尚无标准治疗方案。根据 Rome Ⅳ 标准及《中国功能性消化不良专家共识（2015）》，其治疗主要包括药物治疗和非药物治疗两个方面，消化不良的治疗流程可参见图 8 - 1。

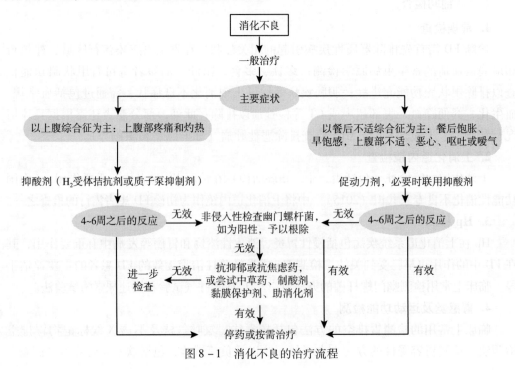

图 8 - 1　消化不良的治疗流程

（一）改变生活方式

对于 FD 患者首要的是安慰、教育、指导及沟通，但其有效性尚未得到研究证实。常推荐 FD 患者的饮食及生活习惯调整包括少食多餐，避免高脂饮食，避免应用 NSAIDs，避免饮用咖啡、饮酒、吸烟等。

（二）药物治疗

1. 根除 Hp 感染

《中国功能性消化不良专家共识（2015）》推荐根除 Hp 治疗，对于 Hp 感染的 FD 患者，根除 Hp 能使部分患者受益。根除 Hp 除能改善 FD 的症状外，还能减少发生消化性溃疡、胃癌和胃淋巴瘤的风险。

2. 抑酸药物

目前各国共识意见均认为抑酸剂可作为 FD，尤其是 EPS 治疗中的常用药物，主要包括质子泵抑制剂（PPI）及 H_2 受体阻滞剂（H_2RA）。《中国功能性消化不良专家共识（2015）》对抑酸药物的使用做了说明，推荐 H_2RA 和 PPI 的治疗疗程一般为 4~8 周，如症状改善不理想，应考虑调整治疗药物。PPI 治疗对表现为 EPS 亚型的 FD 患者有显著疗效，而对动力障碍为主的 FD 患者疗效不佳，因此对 PDS 患者不推荐首选 PPI 制剂。

3. 促动力药

促胃肠动力药可作为 FD 特别是 PDS 的首选经验性治疗，促动力药物治疗疗程一般为 2~8 周，有助于缓解 FD 患者上腹胀、早饱感等进餐相关的上腹部症状。常用的促动力药物有多潘立酮、莫沙必利、伊托必利和西尼必利。

4. 胃底舒张药物

胃容受性功能受损是 FD 症状产生的一个重要病理生理机制，其被作为新的治疗靶点，可通过激活 $5-HT_{1A}$ 受体、抑制胆碱能神经松弛近端胃而改善。$5-HT_{1A}$ 激动剂坦度螺酮及丁螺环酮的临床研究显示其对 FD 的疗效优于安慰剂。阿考替胺是一种胆碱酯酶抑制剂，可同时加快胃排空速度及增加胃的容受性，其在日本批准用于 FD 治疗，值得注意的是该药物对 PDS 有效而对 EPS 无效。

5. 中枢作用药物

FD 患者常伴有焦虑、抑郁等精神心理障碍，精神药物特别是抗抑郁药，也常被用于功能性胃肠病治疗。对于 FD 患者是否给予抗焦虑抑郁治疗应有针对性地选择，如患者的焦虑、抑郁症状比较明显，有自杀倾向等报警症状者应建议患者咨询精神心理科医师，进行更专业的治疗。

6. 以肠道菌群为靶点的药物

益生菌被广泛用在功能性胃肠病的辅助治疗中，另有研究发现利福昔明治疗可使 FD 患者症状得到缓解，其中嗳气、腹胀和餐后饱胀感缓解最明显。

7. 消化酶

应用消化酶可作为 FD 的辅助治疗，消化酶制剂有助于食物的消化吸收。

8. 中药治疗

加味六君子汤、枳术宽中胶囊等被证实对 FD 患者有效。

（三）非药物治疗

（1）穴位刺激治疗对 FD 症状有一定疗效。

（2）精神心理治疗对伴有焦虑抑郁的 FD 有效，心理治疗可作为症状严重、药物治疗无效的 FD 患者的补救治疗。

（蓝　宇）

第九章　消化性溃疡

消化性溃疡是指消化道黏膜被胃酸和胃蛋白酶等自身消化而发生破损，且其深度达到或穿透黏膜肌层。好发于胃和十二指肠近端，故通常消化性溃疡特指胃溃疡或十二指肠溃疡；也可以发生在食管下段、十二指肠远端、空肠、胃空肠吻合口及其附近以及异位的胃黏膜，如位于肠道的 Meckel 憩室等。

消化性溃疡的发生是因胃黏膜的损害因素与防御因素之间失衡。损害因素是指：①胃酸、胃蛋白酶；②幽门螺杆菌感染；③药物因素，如阿司匹林/非甾体类药物（NSAIDs）；④酒精；⑤胆盐等。胃黏膜防御因素是指：①胃黏膜黏液屏障；②碳酸氢盐；③细胞再生；④前列腺素和表皮生长因子；⑤黏膜血流等。当对胃黏膜的损害因素大于防御因素时，溃疡病就可能形成；另外还有精神因素、遗传因素及其他一些因素的参与，构成了溃疡病发生的复杂致病机制。胃酸和胃蛋白酶在消化性溃疡发病中仍起主导作用，传统的"无酸无溃疡"理念至今仍沿用不衰，幽门螺杆菌（Hp）是消化性溃疡的主要病因也已成为共识。非甾体类抗炎药（NSAIDs）导致溃疡和出血的风险与年龄明显相关。NSAIDs 导致溃疡的危险因素包括：老年、既往有消化性溃疡或并发症史、有其他合并症、使用大剂量 NSAIDs、联合使用皮质醇激素或抗凝药物、Hp 感染等。小剂量阿司匹林会使消化道出血的风险增加 2 ~ 3 倍，尤其是同时存在 Hp 感染时，根除 Hp 可以降低出血的风险。黏膜屏障的损伤是消化性溃疡发病的基本原因，一个健康的黏膜屏障不会有溃疡形成，胃黏膜有抵御各种物理和化学损伤的功能，溃疡的发生是黏膜屏障被破坏的结果。

【诊断要点】

（一）临床表现

本病临床表现不一，典型症状为反复发作的周期性、节律性上腹痛，部分患者可无症状或仅有轻微腹部不适，少数患者直接以消化道出血、穿孔等并发症的发生为首发症状。

1. 上腹痛

大多数患者以中上腹部位疼痛为主要症状。十二指肠溃疡的疼痛部位多位于中上腹或脐上方、脐上方偏右等处，胃溃疡疼痛部位多位于剑突下或剑突下偏左。胃或十二指肠后壁溃疡，特别是穿透性溃疡，疼痛可放射至背部。因为内脏疼痛在体表的定位并不十分准确，故疼痛部位不一定能准确反映病变的部位。疼痛一般为隐痛、钝痛、烧灼痛、刺痛等，一般程度较轻可以耐受，如发生持续性剧痛，可能为发生穿透性溃疡或穿孔。进食、服用制酸剂、以手按压疼痛部位或者呕吐后疼痛可以不同程度地缓解疼痛。

节律性疼痛为消化性溃疡特征之一。溃疡疼痛往往与饮食关系密切而呈现节律性。十二指肠溃疡的疼痛多发生于餐后 3 ~ 4 小时，即"空腹痛"，至下餐进餐后缓解，十二指肠溃疡还经常出现午夜时于睡眠中痛醒，即"夜间痛"。胃溃疡疼痛节律性不如十二指肠溃疡明显，多发生于餐后 1 小时左右，持续 1~2 小时，至下次进餐前缓解。

反复周期性发作是溃疡病疼痛的另一特征，尤以十二指肠溃疡更为明显。其发作呈周期性，上腹疼痛逐日出现，持续数日至数月，而后缓解，于数月或数年后再次复发，复发的时间多在秋冬或冬春交替季节。发作还常与饮食不当、情绪紧张、酗酒、过度疲劳、服用致溃疡的药物等诱因相关。

除腹痛外，溃疡病患者还可出现反酸、上腹烧灼感、嗳气、恶心、呕吐等症状。十二指肠溃疡患者因进食可缓解疼痛而增加进食次数，常致体重增加，胃溃疡患者因进食引致疼痛而出现畏食，可致体重下降。

老年溃疡病患者症状多不典型，据统计仅有约 20% 的老年溃疡病患者具有节律性腹痛症状，多数患者无腹痛症状，而以腹胀、嗳气、恶心、呕吐、食欲减退等非特异性的消化不良症状为主要表现，部分老年患者直接以溃疡并发症为首发症状。由于老年人消化道黏膜呈退行性变，对溃疡引起的疼痛不敏感，加之常用的非甾体抗炎药的止痛作用，使老年患者的症状体征常被掩盖。

2. 体征

溃疡发作期，中上腹部可有局限性压痛，程度轻重不一。胃溃疡压痛部位常位于上腹部正中或偏左，十二指肠溃疡压痛部位常位于上腹部偏右。

（二）并发症

25% 的溃疡病患者会出现出血、穿孔或幽门梗阻等较严重的并发症，尤其是老年患者和服用 NSAIDs 者，因为表现为无症状溃疡，而往往以并发症为首发表现。

1. 上消化道出血

为本病最常见并发症，发生于 15%~20% 的消化性溃疡患者，是导致溃疡病死亡或外科手术的最常见原因，20% 老年患者以出血为溃疡病的首发表现。因出血量和出血速度不同上消化道出血可表现为呕血、黑便、乏力、直立性低血压、晕厥等，老年患者更容易出现持续出血，需要输血甚至外科手术的概率要高于年轻患者。

2. 穿孔

2%~10% 溃疡病发生消化道穿孔，老年患者发生穿孔死亡率是年轻患者的 3 倍。穿孔部位最常见于十二指肠前壁（60%），其次为胃窦（20%）和胃小弯（20%）。游离腹腔穿孔导致的化学性和细菌性腹膜炎属于外科急症，表现为突发、剧烈的上腹痛，迅速蔓延至全腹部，可伴有发热、低血压、少尿等脓毒血症症状，并出现广泛的腹部压痛、反跳痛、板状腹以及肠鸣音消失等腹膜炎体征。应引起注意的是，在部分老年患者以及服用类固醇激素、免疫抑制剂及麻醉类镇痛药的患者中，发生穿孔时上述症状和体征可能变得不明显。X 线立卧位腹部平片检查见到膈下游离气体可以确诊穿孔，但是无膈下游离气体并不能排除穿孔的存在。十二指肠后壁和胃后壁溃疡穿透浆膜层，与邻近器官组织粘连，穿孔时胃肠内容物不流入腹腔而在局部形成包裹性积液，称为穿透性溃疡或溃疡慢性穿孔。慢性穿孔可有局限性腹膜炎或者肠粘连、肠梗阻征象。

3. 幽门梗阻

仅有 5%~8% 的幽门梗阻与消化性溃疡相关，十二指肠和幽门管溃疡可导致幽门发生水肿、痉挛、瘢痕、纤维化而引起狭窄。呕吐是幽门梗阻的主要症状，呕吐量大，含有发酵宿食，此外可有持续腹胀、早饱、体重下降、脱水以及低钾低氯性碱中毒表现，空腹时上腹部可见胃型及振水音，是幽门梗阻的特征性体征。

4. 癌变

文献报道胃溃疡的癌变率在 1%~3%，十二指肠溃疡一般不会癌变。胃溃疡癌变以男性及 40~60 岁为多见，对于胃溃疡的病程较长，近期症状的规律性发生改变，疼痛程度加重，出现食欲减退、呕吐、进行性消瘦以及腹部肿块、贫血的患者应警惕发生癌变。溃疡癌变与溃疡型胃癌有时不易区别，目前有研究认为癌变似乎不在胃溃疡本身，而是在溃疡周边伴随病变（萎缩性胃炎、肠化及不典型增生）的基础上发生的，即胃溃疡本身似乎不增加癌变危险性，而胃溃疡周边伴随的慢性萎缩性胃炎、肠上皮化生及不典型增生，有发生癌变的可能性。

（三）辅助检查

1. 内镜检查

是确诊消化性溃疡的主要方法，内镜下可直视下观察溃疡的部位、数目、大小、形态、表面、周边黏膜情况等，结合活检病理检查，确定溃疡的良、恶性，并给予分期（表 9-1）。

表 9-1　内镜下溃疡分期法

活动期（A 期）
A_1 期：苔厚而污秽，其上可有出血点、凝血块，周围黏膜明显充血水肿糜烂
A_2 期：苔仍较厚，周围黏膜炎症水肿减轻，溃疡边缘可出现红色再生上皮
愈合期（H 期）
H_1 期：溃疡变浅小，苔白且薄，边缘光滑，溃疡边缘上皮呈红色栅栏样再生，出现黏膜皱襞集中到溃疡边缘
H_2 期：溃疡明显变浅，苔白且薄，变少，溃疡边缘再生上皮范围变宽
瘢痕期（S 期）
S_1 期：白苔消失，代之以红色上皮及瘢痕
S_2 期：再生上皮红色消褪，瘢痕色白

2. X 线钡餐检查

气钡双重对比造影及十二指肠低张造影术可提高诊断的准确性。溃疡的 X 线征象有直接和间接两种，龛影是溃疡的直接征象，胃溃疡多在小弯侧突出腔外，球部前后壁溃疡的龛影常呈圆形、密度增加的钡影，周围环绕月晕样浅影或透明区，有时可见皱襞集中征象。间接征象多系溃疡周围的炎症、痉挛或瘢痕引起，钡餐检查时可见局部变形、激惹、痉挛性切迹及局部压痛点，间接征象特异性有限，十二指肠炎或周围器官如胆囊炎症，也可引起上述间接征象，临床应注意鉴别。

3. Hp 检测

Hp 为消化性溃疡的重要病因，故应常规对消化性溃疡患者进行幽门螺杆菌检测。常用幽门螺杆菌检测方法包括侵入性方法和非侵入性方法。

侵入性检测方法即依赖内镜取材的检测方法，包括快速尿素酶试验（RUT）、组织学检测和细菌培养等。非侵入性检测方法包括血清学检测、$^{13}C/^{14}C$ - 尿素呼气试验（$^{13}C/^{14}C$ - UBT）和粪便抗原检测等。血清学检查一般不单独作为现症感染诊断依据，除非既往没有做幽门螺杆菌根除治疗。

上述检测方法的敏感性和特异性可参照表 9 – 2。

以上任一种诊断方法（除血清学检查外）阳性即可诊断为 Hp 现症感染。

对于近期内使用过抗生素、铋剂（4 周内）或质子泵抑制剂（2 周内）治疗的患者，尿素酶依赖性的检测方法（快速尿素酶试验、$^{13}C/^{14}C$ – 尿素呼气试验）可能出现假阴性。对接受 Hp 根除治疗的患者，应于治疗后进行再次检测，以确认 Hp 是否被根除。复查应在根除治疗结束至少 4 周后进行。

表 9 – 2　常用 Hp 检测方法的敏感性及特异性

检测项目	敏感性（%）	特异性（%）
Hp 培养	70～92	100
组织学检查（Warthin – Starry 银染或改良 Giemsa 染色）	93～99	95～99
尿素呼气试验（UBT）	90～99	89～99
快速尿素酶试验（RUT）	75～98	70～98
粪便抗原检测（HpSA）	89～96	87～94
血清 Hp 抗体	88～99	86～99

4. 胃酸及胃泌素检测

胃溃疡患者胃酸分泌正常或稍低于正常，十二指肠溃疡患者常有胃酸分泌过高，以基础分泌（BAO）和夜间分泌（MAO）为明显。如果 BAO > 15mmol/h、MAO > 60mmol/h、BAO/MAO 比值 >60%，提示有胃泌素瘤之可能，应做血清胃泌素测定。

（四）诊断及鉴别诊断

根据反复发作的慢性上腹部疼痛，具有周期性和节律性的特点，进食或服用碱性药物可获得缓解，可初步诊断为消化性溃疡。消化性溃疡确诊则需通过内镜检查或上消化道钡餐检查，其中内镜检查更为准确可靠。消化性溃疡需要与以下疾病鉴别。

1. 胃、十二指肠肿瘤

胃、十二指肠肿瘤（包括腺癌、淋巴瘤等）有时与良性溃疡鉴别比较困难，甚至也可于治疗后暂时好转，易造成误诊。在内镜下应仔细观察病变的形状、大小、边缘状态、基底情况、周边黏膜及胃壁蠕动情况等，判断病变性质，并于多点取活检进行病理检查。对于怀疑恶性病变而病理阴性者，应于短期内复查内镜及活检，即使经过治疗病变有缩小或好转，也不能完全排除恶性可能。原则上胃溃疡应在积极治疗的基础上坚持内镜随访，直至溃疡完全愈合。

2. 慢性胆囊炎和胆石症

疼痛与进食油腻食物有关，位于右上腹并向后背部放射，可伴随发热、黄疸，症状不典型者可通过 B 超检查明确。

3. 功能性消化不良

表现为上腹部疼痛不适、反酸、嗳气等，症状可酷似消化性溃疡，但内镜检查胃黏膜无明显异常。

4. 其他

可引起胃十二指肠出现溃疡的少见原因见表 9 – 3，应注意除外。

表 9 - 3　其他可引起胃十二指肠出现溃疡的少见原因

Zollinger – Ellison 综合征

少见的特殊病因

　　　　胃或十二指肠的 Crohn 病

　　　　嗜酸细胞性胃肠炎

　　　　肥大细胞增多症

　　　　放射性损伤

　　　　病毒感染（巨细胞病毒、单纯疱疹病毒等）

　　　　H. heilmanii 在胃内定植

　　　　严重的全身性疾病

Cameron 溃疡

【治疗原则】

溃疡病的治疗原则为消除症状、促进溃疡愈合、预防溃疡复发和防治并发症。

（一）健康教育

对于活动期溃疡患者应嘱其注意适当休息，避免精神紧张；合理饮食，避免刺激性食物；建议患者戒烟及戒酒。

（二）去除病因及危险因素

1. 根除 Hp

对于 Hp 相关性溃疡，无论是否为活动性溃疡及有无并发症，均应进行根除 Hp 治疗。根除 Hp 可加速溃疡愈合，降低溃疡复发率。任何单一药物对 Hp 的根除率都只能达到 0～20%，故需采取抑酸剂加抗生素的联合治疗方案，其中抑酸剂尤其是质子泵抑制剂（PPI）可以加强抗生素杀灭 Hp 的作用。目前推荐铋剂四联（PPI + 铋剂 + 2 种抗生素）作为主要的经验治疗根除幽门螺杆菌方案。具体方案参见《第五次全国幽门螺杆菌感染处理共识报告》。

溃疡治疗结束停药后 4 周应进行复查，了解是否达到根除效果。

每种方案的根除率取决于药物用法、所使用抗生素的耐药率、药物的依从性以及治疗疗程等。在确定治疗方案时需要结合患者的既往用药史及该地区抗生素耐药的流行病学资料，选择合适的抗菌药物。

2. 停用 NSAIDs

如果有可能应尽量停用 NSAIDs，直到溃疡愈合。但是对于心脑血管事件高危患者，如急性冠状动脉综合征（ACS）、植入裸金属支架 6 个月内、药物涂层支架 1 个月内的患者，可以继续抗血小板治疗，但应考虑减少药物种类和剂量。严重出血威胁生命时可能需要停用所有的抗血小板药物。

（三）药物治疗

药物治疗消化性溃疡主要包括抑酸剂、制酸剂、黏膜保护剂等。

1. 抑制酸分泌药物

为治疗消化性溃疡的首选药物。

（1）质子泵抑制剂（PPIs）：目前临床上应用的质子泵抑制剂有奥美拉唑、埃索美拉唑、兰索拉唑、泮托拉唑、雷贝拉唑等。在根除 Hp 治疗后，十二指肠溃疡应再服用 PPIs 4~6 周，胃溃疡则为 6~8 周，对巨大溃疡、有严重并发症者治疗时间还应延长。由于 PPIs 必须在质子泵被激活后才能起效，因此口服时应于饭前半小时服用。

（2）H₂受体阻滞剂：国内常用的 H_2 受体阻滞剂有西咪替丁、雷尼替丁、法莫替丁和尼扎替丁等。H_2 受体阻滞剂抑酸疗效确切、不良反应少，且价格低廉，在溃疡病治疗中应用广泛，治疗疗程一般 4~8 周。

2. 制酸剂

为碱性药物，可中和胃酸，降低胃蛋白酶活性，可用于缓解溃疡症状。

3. 黏膜保护剂

可作为十二指肠溃疡治疗的辅助用药，根据其自身结构特点和作用机制，可将胃黏膜保护剂分为以下几类。

（1）胃肠激素类：代表药物为前列腺素（PGE）及其衍生物，还包括表皮生长因子（EGF）和其他生长因子。米索前列醇为 PGE 衍生物，是现阶段应用最广泛的人工合成 PG，治疗十二指肠溃疡和胃溃疡 4 周疗效与西咪替丁近似，但由于该药副作用较多，临床使用受到一定限制。

（2）硫氢键类：以硫糖铝为代表，硫糖铝具有促使 EGF 聚集于溃疡灶，增强促进溃疡愈合的效果。

（3）铋剂类：此类以胶体次枸橼酸铋（CBS）为主，铋剂无抗酸作用，不能抑制胃蛋白酶的分泌，但能抑制胃蛋白酶活性，此外铋剂具有杀灭 Hp 的作用，但铋剂为含有重金属制剂，使用时间一般不超过 8 周。

（4）柱状细胞稳定剂类：是一类促进胃上皮柱状细胞稳定性，抵抗黏膜损害，促进上皮细胞分裂、增殖和修复的药物。代表药物有替普瑞酮、麦滋林 S、吉法酯。

（5）其他类：如铝碳酸镁，具有独特的网状结构，有较好的抗酸和抗胆汁酸作用。

（四）NSAIDs 相关性溃疡的治疗

如果有可能应尽量停用 NSAIDs，并进行 Hp 的检测，如果伴有 Hp 的感染，应进行 Hp 根除治疗。建议使用 PPI 治疗至溃疡愈合，并给予维持治疗。

（五）难治性溃疡

是指经标准剂量的抑酸剂正规治疗 12 周后经内镜证实仍未愈合的溃疡。导致难治性十二指肠溃疡的可能原因有：Hp 未根除、继续使用 NSAIDs、巨大溃疡需要更长的疗程、恶性溃疡、药物耐药、吸烟、患者依从性差、高胃酸状态（胃泌素瘤）等。对难治性溃疡应积极寻找原因，针对病因治疗，必要时可加大抑酸剂用量。

（六）维持治疗

部分患者需要维持抑酸治疗以减少溃疡复发和并发症的发生，具体有按需治疗、间歇治疗和长期维持治疗等方案可供选择。主要适用于非 Hp 非 NSAIDs 溃疡、Hp 未能根除者、需长期使用 NSAIDs 者、有严重并发症及伴有严重疾病者。

（七）外科治疗

主要适用于急性溃疡穿孔、穿透性溃疡、大量或反复出血、内科治疗无效、器质性幽门梗阻、胃溃疡癌变以及部分难治性溃疡患者。

【预防复发】

1. 根除 Hp 可有效减少消化性溃疡的复发。

2. 严格掌握使用 NSAIDs 及抗血小板药物的适应证，并尽量调整至最低有效剂量。对既往有溃疡和溃疡并发症病史的患者应尽量避免使用。有 NSAIDs 相关性溃疡及其并发症病史者如需使用 NSAIDs，宜使用 PPI 或者米索前列醇预防溃疡复发。Hp 与 NSAIDs 互为溃疡发生的独立致病因素，对首次使用 NSAIDs 的患者，宜检测 Hp，Hp 根除可以预防消化性溃疡。

3. 维持抑酸治疗可以减少溃疡复发。

（许　乐）

第十章 胃 癌

胃癌是指源于胃黏膜上皮细胞的恶性肿瘤，主要是胃腺癌。据世界卫生组织 2020 年最新资料显示，我国胃癌男性发病率和死亡率居各种肿瘤发病与死亡的第三。世界胃癌年新增胃癌患者 47.9 万，死亡 37.4 万。我国是胃癌高发区，发病及死亡数约占世界的 45%。

胃癌分为早期和进展期两种，早期胃癌是指癌组织浸润仅达黏膜层和黏膜下层，进展期胃癌指癌组织浸润已达肌层或更深层。

【诊断要点】

（一）临床表现

1. 发病年龄及性别

胃癌可发生于任何年龄，但以 40～60 岁多发，男女之比约为 2∶1。

2. 症状

早期胃癌无特异性临床症状，进展期胃癌以体重下降、上腹部不适或疼痛最为常见；肿瘤位于贲门部可以出现吞咽困难，位于胃窦部可引起呕吐；其他还有食欲不振、消化道出血、乏力和早饱感等。

3. 体征

早期胃癌可无任何体征。中晚期胃癌以上腹压痛最常见，部分患者可触及上腹肿块，可有贫血、肝大、黄疸、腹腔积液和左锁骨上淋巴结肿大。

（二）辅助检查

1. 常规及生化检查

早期胃癌常无特殊表现，胃液及大便潜血的检测可以为发现消化道肿瘤提供线索；胃液酸度检测约有 65% 胃癌患者呈现胃酸缺乏。进展期胃癌常可出现贫血、肝功能异常等。

2. 肿瘤标志物检测

肿瘤标志物包括胃液胎儿硫糖蛋白、血液或胃液癌胚抗原、K-ras 基因、P53 等，但目前尚未发现对胃癌诊断有特异性价值的指标，还不能作为常规诊断的必需项目。

3. 胃镜检查

是胃癌尤其是早期胃癌诊断的主要手段。为了更早地发现胃癌，对有胃部症状或有胃癌家族史或患有胃的癌前疾病者均应尽早或定期行胃镜检查。内镜下活检进行病理学检查，可确定细胞分化程度和组织细胞分型。如胃镜检查与病理组织学诊断不符，应尽早复查胃镜并活检。

4. X 线钡餐检查

采用气钡双重对比技术检查胃癌仍是目前诊断胃癌的重要方法之一，但如发现恶性胃小区改变或恶性溃疡征象而不能确诊或发现肿块性病变、浸润性病变或巨大胃皱襞等，均必须行胃镜检查并取活检行病理组织学检查确诊。

5. B 型超声诊断

口服对比剂，用 B 超探头对胃进行检查有一定意义，其效果在进展期胃癌更明显。

6. CT 及 MRI 检查

可发现胃壁增厚、腔内肿块、胃腔狭窄等胃癌的基本征象，观察胃癌的转移征象是主要作用之一。

【治疗原则】

（一）内镜治疗

1. 早期胃癌的内镜治疗

胃镜下切除早期癌，包括内镜下黏膜切除术、黏膜下剥离术、激光治疗、光动力治疗、微波治疗和局部注药治疗等。

（1）内镜下黏膜切除术（EMR）：EMR 治疗早期胃癌的适应证如下。肿瘤直径≤20mm，无合并溃疡的分化型黏膜内癌。EMR 特别适用于年老、体弱等不适合或不能耐受外科手术者。

（2）内镜下黏膜下剥离术（ESD）：是在 EMR 基础上发展而来的新技术。2018 年日本胃癌协会提出了 ESD 治疗早期胃癌的绝对及扩大适应证。①不论病灶大小，无合并溃疡的分化型黏膜内癌；②肿瘤直径≤20mm，无合并溃疡的未分化型黏膜内癌；③肿瘤直径≤30mm，合并溃疡的分化型黏膜内癌；④肿瘤直径≤30mm，无合并溃疡的分化型黏膜下癌（SM_1）。

（3）其他：早期胃癌的治疗还可采用内镜下注射纯乙醇的方法，使病灶缩小、局限、纤维化，亦可采用内镜微波凝固或激光治疗，其缺点是无术后病理组织学检查评价治疗效果。

早期胃癌患者除行必要的内镜或手术治疗外，如 Hp 阳性，亦应行有效的 Hp 根除治疗。

2. 进展期胃癌内镜治疗

进展期胃癌行内镜下激光或电凝烧灼使肿瘤组织脱落可暂时缓解梗阻症状，但由于肿瘤生长迅速，常需几周内重复。位于贲门部的进展期癌，亦可放置膨胀型支架以缓解患者梗阻症状并能进食维持营养。

（二）**手术治疗**

胃癌一旦确诊应尽早手术切除为宜，手术仍是目前治疗胃癌的主要手段。

（三）**辅助化疗**

1. 术前化疗

外科手术前的新辅助化疗以缩小原发灶增加根治切除的可能性。术前 1 周给予 1 ~ 2 种抗癌药，如 5 - FU 1000mg 静脉注射，每日 1 次，连续 3 ~ 5 日。

2. 术中化疗

手术过程中行局部动脉插管，一次性足量灌注化疗药物以提高手术切除率。

3. 术后化疗

根治胃癌最常用的方法，用于清除隐匿性转移灶以防止复发。化疗于术后 3 ~ 4 周内开始为宜，可根据患者身体条件行单一或联合化疗。

4. 联合化疗

失去手术切除机会的晚期胃癌患者重要的治疗方法。如 FAM 方案，为 5 - FU、阿霉素、丝裂霉素联合，总有效率可达 34% ~ 55%；EAP 方案，为依托泊苷（VP - 16）、阿霉素、顺铂联合，总有效率为 57%。

（四）放射治疗

胃癌对放疗的敏感性较差，一般效果不理想，不单独使用。主要是手术中对肿瘤及暴露组织等进行照射。

（五）免疫治疗

免疫治疗是肿瘤生物治疗的一种，但到目前为止尚无理想的免疫治疗方法应用于临床，仍是手术、化疗和放疗的辅助治疗方法。

【预防】

胃癌的发生与幽门螺杆菌感染密切相关。根除幽门螺杆菌可以减少或预防胃癌的发生。

（周丽雅）

第十一章　胃黏膜相关淋巴组织淋巴瘤

黏膜相关淋巴组织（MALT）淋巴瘤属结外非霍奇金淋巴瘤，可发生于具有黏膜组织或腺上皮的部位，如胃、甲状腺、乳腺、肺、气管、膀胱、肝脏等，其中胃MALT淋巴瘤占绝大多数，最具此类疾病代表性。淋巴瘤起源于淋巴结和淋巴组织，正常胃黏膜内并无淋巴组织存在，推测在某种抗原如幽门螺杆菌（Hp）作用下发生免疫应答和局部炎症反应，激发产生胃黏膜相关淋巴组织，淋巴组织从无到有，促使B细胞进一步活化增生，病理性B淋巴细胞不断异常克隆增殖，发展为胃MALT淋巴瘤。分类上属于低度恶性的结外边缘区B细胞淋巴瘤，一般病情进展缓慢，属于"惰性淋巴瘤"，当有某些基因如 *p53*、*APC* 的突变或缺失时也可向高度恶性淋巴瘤发展。病变常位于胃窦和胃体，胃底较少，可表现为单发或多发的浅溃疡或结节状隆起，多侵犯黏膜层和黏膜下层，以多灶、多形和弥漫性改变为其特点。

【诊断要点】

（一）临床表现

1. 临床症状

临床症状不明显或可表现为上腹不适、腹痛、腹胀等消化不良综合征，但缺乏特异性表现。

2. 伴随症状

胃出血和全身症状较少发生。

3. 体格检查

查体多数没有阳性体征，少数可有上腹局限性压痛。

4. 并发症

肿瘤生长缓慢，呈低度恶性，少有并发症发生。

（二）辅助检查

1. 内镜检查

内镜检查是发现病变的主要手段，并可活检。超声内镜能更好地探查病变深度、范围和周围淋巴结情况，并可引导活检。

2. 组织病理学检查

组织病理学检查是诊断的金标准。除常规组织学检查以外，还应与免疫组织化学检查和分子生物学分析相结合。准确诊断有赖于取材的部位、大小和深度。常规内镜下钳取标本较小，不易诊断，应多次、多点、深部取材，必要时行大黏膜活检。组织病理学特点包括：①可见到反应性B淋巴细胞滤泡和滤泡周围弥漫浸润的淋巴细胞，即肿瘤细胞；②肿瘤细胞选择性侵犯上皮样结构，形成特征性的淋巴上皮病变，即肿瘤细胞浸润并破坏腺上皮；③肿瘤细胞形态多样，主要由边缘区B淋巴细胞，即中心细胞样细胞组成，此外还可有单核细胞样B细胞、小B淋巴细胞及浆细胞组成；④免疫组化无特异的免疫标记，但可以检测细胞免疫表型，排除其他组织类型淋巴瘤；⑤分子生物学分析可发现伴有基因变异和染色体异位。

3. 幽门螺杆菌检查

幽门螺杆菌与胃 MALT 淋巴瘤密切相关，绝大多数胃 MALT 淋巴瘤患者可以检测出幽门螺杆菌感染，有重要辅助诊断和指导治疗作用。检测方法包括^{13}C 或^{14}C 尿素酶呼气试验、粪便抗原检测、活检尿素酶试验以及活检细菌培养等，呼气试验是临床检测金标准。

4. 其他检查

CT 检查可以了解肿瘤大小、部位、与周围脏器关系，判定腹腔淋巴结转移及其他脏器情况。上消化道造影可以发现病变并显示病变范围。

【治疗原则】

1. 抗 Hp 治疗

Hp 与胃 MALT 淋巴瘤关系密切，根除 Hp 治疗可使多数局限病变完全消失，对于 Hp 阳性患者应作为一线治疗手段。根除 Hp 后病变消退时间并不相同，常在数月或 12 个月之间不等，期间应每 3~6 个月复查胃镜并活检观察病变情况。

2. 放射治疗

胃 MALT 淋巴瘤对放疗敏感，对于 Hp 阴性或抗 Hp 治疗无效的患者，应首选考虑放射治疗。

3. 化学治疗

因胃 MALT 淋巴瘤多属低度恶性，一般不给予单纯化疗，通常只作为联合放疗或术后辅助治疗使用，多用于晚期患者。一般从单药化疗开始，如口服烷化剂，若无效可使用多药联合化疗，如 CHOP（环磷酰胺、阿霉素、长春新碱、泼尼松）方案。

4. 手术治疗

手术治疗与保留器官的抗 Hp 治疗、放射治疗及化学治疗疗效相当。由于胃 MALT 淋巴瘤呈多灶性分布特点，如果选择手术治疗要给予全胃切除以防止病灶残留，因此手术创伤大、患者生活质量差，目前仅用于合并出血和穿孔的患者。

（吴咏冬）

第十二章　克罗恩病

克罗恩病（CD）是消化道慢性非特异性、肉芽肿性、透壁性炎性疾病；多发生在青壮年，可侵及从口腔到肛门消化道各个部分，但主要累及末端回肠和邻近结肠，呈节段性或跳跃式分布；同时还有口腔溃疡、胰腺、肺部、神经系统等肠外表现。

【诊断要点】

（一）临床表现

1. 腹痛

腹痛为最常见症状。腹痛部位常与病变部位一致，常位于右下腹或脐周，为隐痛、钝痛、痉挛性阵痛伴肠鸣，餐后发生，排便后暂时缓解。持续性腹痛和明显压痛提示病变波及腹膜或腹腔内脓肿形成。

2. 排便改变

病程初期腹泻呈间歇性发作，后期为持续性。每天数次，多无脓血或黏液，病变侵及结肠下段或直肠可有黏液血便及里急后重。

3. 腹部包块

见于10%～20%患者，是由于肠粘连、肠壁增厚、肠系膜淋巴结肿大、内瘘或局部脓肿形成所致，多位于右下腹与脐周。

4. 肛门周围病变

包括肛门直肠周围瘘管、脓肿形成及肛裂等病变，见于部分患者，有结肠受累者较多见；肛周脓肿和肛周瘘管可为少部分CD患者的首诊表现。

5. 瘘管形成

瘘管是因透壁性炎性病变穿透肠壁全层至肠外组织或器官而形成，是CD的临床特征之一。分为内瘘和外瘘，前者可通向其他肠段、肠系膜、膀胱、输尿管、阴道、腹膜后等处，后者通向腹壁或肛周皮肤。肠段之间内瘘形成可致腹泻加重及营养不良，肠瘘通向的组织与器官因粪便污染可致继发性感染。

6. 全身症状

发热为常见全身表现之一，多为低热或中度发热，不伴畏寒和寒战，呈间歇性发生，当病情加重或出现并发症则可呈高热。此外，因慢性腹泻、食欲不振等导致营养障碍，表现为乏力、消瘦、贫血、低蛋白血症和维生素缺乏。

7. 肠外表现

肠外表现包括关节炎、结节性红斑、口腔溃疡、慢性活动性肝炎、血栓栓塞性疾病、骨质疏松和继发性淀粉样变性等。

8. 并发症

肠梗阻最常见，其次是腹腔内脓肿，偶可并发急性穿孔或大量便血。直肠或结肠黏膜受累者可发生癌变。肠外并发症有胆结石、尿路结石、脂肪肝等。

（二）实验室和其他辅助检查

1. 实验室检查

（1）血液检查：贫血、血沉增快、白细胞增多，严重者血清白蛋白、钾、钠、钙降低，凝血酶原时间延长，C-反应蛋白水平明显升高。

（2）粪便检查：隐血试验阳性，有时可见红、白细胞。

（3）抗酿酒酵母抗体（ASCA）可呈阳性，目前该项目不作为 CD 的常规检查。

2. X 线检查

胃肠钡餐、钡灌肠、气钡双重造影等检查，X 线特征有：①肠管狭窄；②节段性肠道病变，呈"跳跃"现象；③病变黏膜皱襞粗乱，呈鹅卵石征；④瘘管或窦道形成；⑤假息肉与肠梗阻的 X 线征象。

3. 增强 CT 检查（小肠重建）

对腹腔脓肿诊断有重要价值；了解肠道病变分布、肠腔狭窄程度、瘘道形成以及肠壁增厚及强化等特点，有助于 CD 的诊断和鉴别诊断。CT 表现多为节段性分布、肠壁增厚、黏膜层强化、肠系膜血管梳状征、肠系膜淋巴结增大等。

4. 经腹肠道超声检查

经腹肠道超声检查可显示肠壁的病变的部位和范围、肠腔狭窄、肠瘘及脓肿等。超声造影对于经腹超声判断狭窄部位的炎症活动度有一定价值，由于超声检查方便、无创，患者接纳度好，对 CD 诊断的初筛及治疗后疾病活动度的随访有价值。

5. MRI

有助于瘘管或窦道、脓肿形成、肛门直肠周围病变的诊断。

6. 结肠镜检查

结肠镜需包括结肠、直肠及末段回肠。可见病变呈节段性分布，病变肠段之间黏膜外观正常；可见纵行溃疡、鹅卵石样改变、肠腔狭窄、炎性息肉等；组织活检可有非干酪性肉芽肿形成及大量淋巴细胞聚集。

7. 病理检查

手术病理是诊断 CD 唯一标准。主要有节段性全层炎、裂隙样溃疡、非干性上皮样肉芽肿等，但以上病理特点并非特异。

（三）诊断标准

在没有手术病理的患者，特别是中青年患者，有慢性反复发作性右下腹或脐周痛与腹泻、腹块、发热等表现，X 线、CT 或（及）结肠镜检查发现肠道炎性病变主要在回肠末段与邻近结肠且呈节段性分布者，应考虑本病的诊断。本病诊断，主要根据临床表现和影像检查与结肠镜检查所见进行综合分析，表现典型者可做出临床诊断（如活检黏膜固有层见非干酪坏死性肉芽肿或大量淋巴细胞聚集更支持诊断），但必须排除各种肠道感染性或非感染性炎症疾病及肠道肿瘤。鉴别有困难时需靠手术探查获得病理诊断，长期随访有助确定或修正诊断。

诊断内容包括临床类型、严重程度、病变范围、肠外表现和并发症。

1. 临床类型

可参考疾病的主要临床表现进行蒙特利尔分型。按疾病行为分型可分为狭窄型、穿通型和非狭窄非穿通型（炎症型）。病变范围分为回肠末段、结肠、回结肠、上消化道（表12-1）。

表12-1 克罗恩病的蒙特利尔分型

项目	标准	备注
确诊年龄（A）		
A_1	≤16岁	-
A_2	17~40岁	-
A_3	>40岁	-
病变部位（L）		
L_1	回肠末段	$L_1 + L_4^b$
L_2	结肠	$L_2 + L_4^b$
L_3	回结肠	$L_3 + L_4^b$
L_4	上消化道	
疾病行为（B）		
B_1^a	非狭窄非穿透	B_{1p}^c
B_2	狭窄	B_{2p}^c
B_3	穿透	B_{3p}^c

注：a. 随着时间推移，B_1 可发展为 B_2 或 B_3；b. L_4 可与 L_1、L_2、L_3 同时存在；c. p为肛周病变，可与 B_1、B_2、B_3 同时存在；"-"为无此项。

2. 严重程度

疾病活动程度可依据 CD 活动指数（CDAI）评估，Harvey-Bradshaw 简化 CDAI 临床更为实用，（表12-2）。

表12-2 Harvey-Bradshaw 简化 CADI 计算法

临床表现	评价与评分
①一般情况（最近24小时）	0良好，1稍差，2差，3不良，4极差
②腹痛（最近24小时）	0无，1轻，2中，3重
③腹泻（最近24小时）	稀便每日1次计1分
④腹部包块（医师认定）	0无，1可疑，2确定，3伴触痛
⑤伴随疾病（关节痛、巩膜炎、结节性红斑、坏疽性脓皮病、阿弗他溃疡、新发现的瘘管及脓肿等）	每个症状计1分

注：≤4分为缓解期，5~8为中度活动期，≥9分为重度活动期。

3. 肠外表现和并发症

肠外表现可有口、眼、关节、皮肤、泌尿系统以及肝胆系统等受累；并发症可有肠梗阻、腹腔脓肿、消化道出血和肠穿孔等。

（四）鉴别诊断

肠结核是要特别关注与鉴别的，诊断 CD 应首先除外肠结核。肠结核患者既往或现有肠外结核史，不能除外肠结核时，需先行诊断性抗结核治疗8~12周；其次原发性肠道恶性淋巴瘤的临床表现和内镜表现与 CD 相似，部分患者肿瘤可呈多灶性分布，与克罗恩病鉴别有一定困难，肠道恶性淋巴瘤一般进展较快，活检免疫组化可确诊，必要时可手术探查；另外结肠型 CD 尚需与溃疡性结肠炎进行鉴别。

Behcet 病肠道受累（肠白塞病）发生肠道溃疡，可出现腹痛等症状，重者有肠出血、肠穿孔、瘘管形成，需要与 CD 相鉴别。其他需要鉴别的疾病包括血吸虫病、慢性细菌性痢疾、阿米巴肠炎、其他感染性肠炎（耶尔森杆菌、空肠弯曲菌、艰难梭菌等感染）、急性阑尾炎、出血坏死性肠炎、缺血性肠炎、放射性肠炎、胶原性肠炎、大肠癌以及各种原因引起的肠梗阻。

【治疗原则】

根据病变部位、严重程度、并发症、对药物的反应及耐受性制订个性化治疗方案，目的是控制发作、维持缓解、防治并发症、促进黏膜愈合。

（一）一般治疗

强调戒烟。病变活动期卧床休息。

（二）营养支持

CD 患者营养不良常见，注意给予高营养、低渣食物，适当给予叶酸、维生素 B_{12} 等多种维生素及微量元素；重症患者可予营养支持治疗，首选肠内营养，不足时辅以肠外营养；对于肠内营养大于 600kcal/d 者多建议鼻饲管肠内营养。

（三）药物治疗

1. 氨基水杨酸制剂

氨基水杨酸仅适用于病变局限在结肠、回肠及回结肠者，该类药物一般用于控制轻度患者的活动性，但使用氨基水杨酸制剂需要及时评估疗效。

2. 抗生素

抗生素可作为瘘管型 CD、肛周病变的一线治疗。推荐甲硝唑 $10 \sim 15mg/(kg \cdot d)$、环丙沙星（每次 500mg，每日 2 次），单用或联合应用。通常抗生素治疗维持 3 个月，需密切监测药物不良反应，如甲硝唑引起的外周神经病变等。

3. 糖皮质激素

糖皮质激素是控制病情活动的有效药物，适用于中、重度活动期患者或对氨基水杨酸制剂无效的轻型患者。激素在 CD 的应用必须特别注意以下几点：①给药前必须排除结核与腹腔脓肿等感染的存在；②初始剂量要足 ［如泼尼松 $0.75 \sim 1mg/(kg \cdot d)$］；③规律减量，病情缓解后剂量逐渐减少，患者应用激素起始剂量相当于泼尼松 40mg/d，从泼尼松 40mg/d 减至 20mg/d 过程中每 $7 \sim 10$ 日减 5mg，减至 20mg/d 时每周减 2.5mg 至停用；④相当部分患者表现为激素依赖，于减量或停药而复发，这部分患者需尽早给予免疫抑制剂治疗；⑤临床研究证明激素不能作为长期维持治疗，长期激素治疗应同时补充钙剂及维生素 D 以预防骨病发生。

4. 免疫抑制剂

近年研究已确定免疫抑制剂对于 CD 的治疗价值，是大多数 CD 患者的主要治疗药物。硫唑嘌呤适用于对糖皮质激素治疗效果不佳或对激素依赖患者，剂量为 1.5 ~

2mg/（kg·d）。该药显效时间约需3～6个月，故宜在激素使用过程中加用，继续使用激素3～4个月后再将激素逐渐减量至停用。约60%激素依赖患者可成功停用激素，然后以治疗量的硫唑嘌呤维持治疗，维持时间1年以上，一般不少于4年。该类药物常见严重不良反应为骨髓抑制等，其他不良反应为急性胰腺炎、肝损害。硫唑嘌呤不良反应以服药3个月内常见，尤以1个月内最常见。治疗过程中需从小剂量开始服用（如50mg/d）。6-MP于硫唑嘌呤同属嘌呤类药物，欧美共识意见推荐的目标剂量为0.75～1.5mg/（kg·d）。甲氨蝶呤可用于硫唑嘌呤不耐受或无效的患者以及伴随关节症状的患者，用法为15～25mg/周，肌内注射。

5. 生物制剂

（1）抗TNF-α单克隆抗体：为促炎性细胞因子的拮抗剂，主要药物有英夫利昔单抗、阿达木单抗、戈利木单抗，可用于传统治疗无效的中重度活动及瘘管型CD以及病情重、有不良预后因素的患者，可以考虑早期应用，减少并发症。过敏反应为该药常见不良反应。感染，腹腔脓肿，恶性肿瘤，中、重度心衰为该药的禁忌证。使用生物制剂前，需常规行PPD及胸片检查以除外活动性结核。

（2）白细胞介素IL-12/23抗体：作用于IL-12/23靶点，抑制炎症反应。药物有乌司奴单抗，适用于之前使用糖皮质激素、硫嘌呤类药物，甲氨蝶呤治疗失败或之前未使用过抗TNF药物的中、重度CD患者。

（3）抗整合素通路：靶向$\alpha_4\beta_7$-整合素，抑制淋巴细胞迁移到肠黏膜，主要药物为维得利珠单抗，主要适用于常规治疗和抗TNF治疗失败的中、重度活动性CD患者的治疗。

（四）手术治疗

手术适应证为内科治疗无效及并发症，后者包括完全性肠梗阻、瘘、腹腔脓肿形成、急性穿孔或不能控制的大量出血。应注意，对肠梗阻要区分炎症活动引起的功能性痉挛与纤维狭窄引起的机械梗阻，前者经禁食、积极内科治疗可缓解而不需手术；对没有合并脓肿形成的瘘管，积极内科保守治疗有时亦可使其闭合。手术方式主要是病变肠段切除。本病术后复发率高，术后复发的预防至今仍是难题，美沙拉嗪、甲硝唑或免疫抑制剂可减少复发，宜术后应用并长程维持治疗。

（钱家鸣）

第十三章　溃疡性结肠炎

溃疡性结肠炎（UC）是一种慢性非特异性结肠炎症，病变主要累及结肠黏膜及黏膜下层，范围自直肠、远段结肠开始，逆行向近段发展，甚至累及全结肠，5%病例可累及末段回肠（倒灌性回肠炎），呈连续性分布。

【诊断要点】

（一）临床表现

一般起病缓慢，少数急性起病，病情轻重不一，常反复发作。

1. 腹泻

为主要症状，腹泻轻重不一，轻者每天 2～3 次，重者每天可达 10～30 次，多为黏液脓血便，常有里急后重。

2. 腹痛

腹痛部位一般在左下腹或下腹部，亦可波及全腹，常为阵发性痉挛性疼痛，多发生于便前或餐后，有腹痛—便意—便后缓解规律。

3. 全身症状

急性发作期常有低热或中等发热，重症可有高热，但不伴畏寒或寒战；其他还有上腹不适，嗳气，恶心，消瘦，贫血，水、电解质平衡紊乱和低蛋白血症等。

4. 肠外表现

包括外周关节炎、结节性红斑、坏疽性脓皮病、巩膜炎、前葡萄膜炎、口腔复发性溃疡等，这些肠外表现在结肠炎控制或结肠切除术后可缓解或恢复；骶髂关节炎、强直性脊柱炎、原发性硬化性胆管炎等可与 UC 共存，但与 UC 的病情变化无关。我国报道肠外表现的发生率低于国外。

5. 体征

轻、中型患者仅有左下腹轻压痛；重型患者常有明显压痛和肠型；若有腹肌紧张、反跳痛、肠鸣音减弱应注意中毒性巨结肠、肠穿孔等并发症；直肠指检可有触痛及指套带血。

6. 并发症

并发症有消化道大出血、中毒性巨结肠、肠穿孔和癌变等。病程超过 8 年的 UC 患者需定期结肠镜检查并多部位活检以监测不典型增生或癌变。

（二）辅助检查

1. 实验室检查

（1）血液检查：血红蛋白在轻型病例多正常或轻度下降，中、重型病例有轻或中度下降，甚至重度下降。白细胞计数在活动期可有增高。血沉加快和 C - 反应蛋白增高是活动期的标志。

（2）粪便检查：黏液脓血便，镜检见大量红、白细胞和脓细胞。急性发作期可见巨噬细胞。粪便病原学检查可排除感染性结肠炎，粪便常规检查和培养不少于 3 次。

（3）免疫学检查：外周型抗中性粒细胞胞浆抗体（p - ANCA）可呈阳性，但不作为诊断指标。

（4）有条件的单位可行粪便钙卫蛋白和血清乳铁蛋白等检查作为辅助指标。

2. 结肠镜检查

结肠镜检查是本病诊断与鉴别诊断的最重要手段之一，应做全结肠及回肠末段检查，直接观察肠黏膜变化，取活组织检查，并确定病变范围。本病病变呈连续性、弥漫性分布，从直肠开始逆行向上扩展。内镜下所见重要改变有：①黏膜粗糙呈细颗粒状，弥漫性充血、水肿，血管纹理模糊、质脆、出血，可附有脓性分泌物；②病变明显处见弥漫性糜烂或多发性浅溃疡；③慢性病变见假息肉及桥状黏膜，结肠袋往往变钝或消失。结肠镜下黏膜活检组织学见弥漫性炎症细胞浸润，活动期表现为表面糜烂、溃疡、隐窝炎、隐窝脓肿；慢性期表现为隐窝结构紊乱、杯状细胞减少；对于急性期重型患者结肠镜检查宜慎重，可仅观察直、乙状结肠。

3. X 线检查

X 线钡剂灌肠检查所见 X 线征象主要有：①黏膜粗乱及（或）颗粒样改变；②多发性浅溃疡，表现为管壁边缘毛糙，呈毛刺状、锯齿状以及可见小龛影，亦可因有炎症性息肉而表现为多个小的圆或卵圆形充盈缺损；③结肠袋消失，肠壁变硬，肠管缩短、变细，可呈铅管状。结肠镜检查比 X 线钡剂灌肠检查准确，有条件宜做结肠镜全结肠检查。

（三）诊断标准

具有持续或反复发作腹泻和黏液脓血便、腹痛、里急后重，伴有（或不伴）不同程度全身症状者，在排除细菌性痢疾、阿米巴痢疾、慢性血吸虫病、肠结核等感染性肠炎及克罗恩病、缺血性肠炎、放射性肠炎等非感染性肠炎基础上，具有上述结肠镜检查重要改变中至少 1 项及黏膜活检组织学所见可以诊断本病（没条件进行结肠镜检查，而 X 线钡剂灌肠检查具有上述 X 线征象中至少 1 项，也可诊断本病，但不够可靠）。初发病例如果临床表现和结肠镜改变均不典型者，暂不诊断 UC，需随访 3 ~ 6 个月。需强调，本病并无特异性改变，各种病因均可引起类似的肠道炎症改变，故只有在认真排除各种可能有关的病因后才能做出本病诊断。

完整的诊断应包括疾病的临床类型、严重程度、病情分期、病变范围和并发症。

1. 临床类型

（1）初发型：指无既往史的首次发作。

（2）慢性复发型：临床上最多见，发作期与缓解期交替。

2. 病情严重程度

改良 Truelove 和 Witts 可帮助判断疾病严重程度，具体如下。轻型：腹泻每日 4 次以下，便血轻或无，无发热、脉速，贫血无或轻，血沉 <30mm/h；重型：腹泻频繁（每日 6 次或更多）并有明显便血，有发热（ >37.5℃），心率 >90 次/分，贫血（ Hb <75% 正常值），血沉 >30mm/h；中型：介于轻型与重型之间。

3. 病情分期

分为活动期和缓解期。Southerland 疾病活动指数（DAI），也称为改良 Mayo 评分

（表 13-1）可用来评估病情分期。

表 13-1　改良 Mayo 评分

项目	评分			
	0	1	2	3
腹泻	正常	超过正常 1~2 次/天	超过正常 3~4 次/天	超过正常 ≥5 次/天
便血	无	少许	明显	以血为主
黏膜表现	正常	轻度易脆	中度易脆	自发性出血
医师评估病情	正常	轻	中	重

注：总分为各项之和，≤2 分为症状缓解；3~5 分为轻度活动；6~10 分为中度活动；11~12 分为重度活动。

4. 病变范围

按照蒙特利尔分型，可分为直肠、左半结肠、广泛结肠型。直肠型（E_1）局限于直肠，未达乙状结肠；左半结肠型（E_2）：累及左半结肠（脾曲以远）；广泛结肠型（E_3）：广泛病变累及脾曲以近乃至全结肠。

5. 并发症

并发症可有消化道大出血、中毒性巨结肠、肠穿孔和癌变等。中毒性巨结肠定义为急性结肠扩张，横结肠直径超过 6cm，结肠袋消失，多发生在重症溃疡性结肠炎患者，常因低钾、钡剂灌肠、使用抗胆碱能药物或阿片类制剂而诱发。临床表现为病情急剧恶化，毒血症明显，有脱水与电解质平衡紊乱，出现肠型、腹部压痛和肠鸣音消失，血常规白细胞计数显著升高。

（四）鉴别诊断

1. 急性感染性结肠炎

各种细菌感染包括痢疾杆菌、沙门菌、直肠杆菌、耶尔森菌、空肠弯曲菌等。急性发作时发热、腹痛较明显，外周血血小板不增加，粪便检查可分离出致病菌，抗生素治疗有效，通常在 4 周内消散。

2. 阿米巴肠炎

病变主要侵犯右半结肠，也可累及左半结肠，溃疡较深，边缘潜行，溃疡间的黏膜多属正常。粪便或结肠镜取溃疡渗出物检查可找到溶组织阿米巴滋养体或包囊。血清抗阿米巴滋养体抗体阳性，抗阿米巴治疗有效。

3. 血吸虫病

有疫水接触史，常有肝、脾大，粪便检查可发现血吸虫卵，孵化毛蚴阳性，直肠镜检查在急性期可见黏膜黄褐色颗粒，活检黏膜压片或组织病理检查发现血吸虫卵。免疫学检查亦有助鉴别。

【治疗原则】

根据病情严重程度、病变范围、病程、既往治疗反应和有无并发症制订个体化的治疗方案。治疗目标是诱导并维持临床缓解以及黏膜愈合，防治并发症，改善患者生活质量，加强对患者的长期管理。

（一）一般治疗

强调休息、饮食和营养。对活动期患者应予流质饮食，待病情好转后改为富营养、少渣饮食。病情严重者应禁食，并予完全胃肠外营养治疗。患者的情绪对病情会有影响，可予心理治疗。

（二）药物治疗

1. 氨基水杨酸制剂

是治疗轻度 UC 的主要药物。包括传统的柳氮磺吡啶（SASP）和其他各种不同类型的 5 - 氨基水杨酸（5 - ASA）制剂。SASP 疗效与其他 5 - ASA 制剂相似，但不良反应远较 5 - ASA 制剂多见，用药剂量在 4g/d，分 4 次口服；病情缓解可减量使用，改为维持量 2g/d，分次口服。5 - ASA 的灌肠剂及栓剂，适用于病变局限在直肠者。

2. 糖皮质激素

对急性发作期有较好疗效。适用于对氨基水杨酸制剂疗效不佳的轻、中度患者。尤其是病变较广泛者。轻中度患者按泼尼松 0.75 ~ 1mg/（kg·d）（其他类型全身作用激素的剂量按相当于上述泼尼松剂量折算）给药。达到症状缓解后开始逐渐缓慢减量至停药，注意快速减量会导致早期复发。静脉用糖皮质激素是重度溃疡性结肠炎首选治疗药物。如氢化可的松 300 ~ 400mg/d 或甲泼尼龙 40 ~ 60mg/d，7 ~ 14 天后改为等量口服激素，病情缓解后逐渐减量至停药。注意减药速度不要太快以防反跳。病变局限在直肠、乙状结肠患者，可用琥珀酸钠氢化可的松（不能用氢化可的松醇溶制剂）100mg 加生理盐水 100ml 做保留灌肠，每天 1 次，病情好转后改为每周 2 ~ 3 次，疗程 1 ~ 3 个月。

3. 免疫抑制剂

硫唑嘌呤可用于对激素治疗效果不佳或对激素依赖的慢性持续活动性患者，加用这类药物后可逐渐减少激素用量甚至停用，使用方法及注意事项同"克罗恩病"。对于难治性溃疡性结肠炎，也可以考虑应用沙利度胺。而对重度全结肠型 UC 急性发作静脉用糖皮质激素治疗 3 天无效为激素抵抗，应用环孢素 2 ~ 4mg/（kg·d）静脉滴注 7 ~ 14 天，有效者改为口服 4 ~ 6mg/（kg·d），由于其肾毒性，疗程多在 6 个月停止，其间加用硫唑嘌呤；部分患者可取得暂时缓解而避免急诊手术。

4. 选择性白细胞吸附疗法

其主要机制是减低活化或升高的粒细胞和单核细胞。对于轻、中度 UC，特别是合并机会感染者可考虑应用。

5. 生物制剂

（1）抗 TNF - α 单克隆抗体：主要机制和药物参见"克罗恩病"章节，主要适用于激素和上述免疫抑制剂治疗无效或激素依赖或不能耐受上述药物治疗者，另外 IFX 是重度 UC 患者较为有效的挽救治疗措施。

（2）抗整合素通路：主要机制和药物同"克罗恩病"章节。适用于激素依赖型和（或）硫唑嘌呤治疗失败的或不能耐受的 UC 患者、抗 TNF 治疗失败的患者。

（三）外科治疗

紧急手术指征为：并发大出血、肠穿孔、重度 UC 患者特别是合并中毒性巨结肠经积极内科治疗无效且伴严重毒血症状者；激素抵抗用环孢素也无效者。择期手术指征为：①并发结肠癌变；②慢性持续型病例内科治疗效果不理想而严重影响生活质量，或虽然用糖皮质激素可控制病情但糖皮质激素不良反应太大不能耐受者。一般采用全结肠切除加回肠造瘘术。国际上近年主张采用全结肠、直肠切除术、回肠贮袋－肛管吻合术（IPAA），即切除全结肠并剥离部分直肠黏膜，保留了肛门排便功能，改善患者的术后生活质量。

（钱家鸣）

第十四章　嗜酸细胞性胃肠炎

嗜酸细胞性胃肠炎也称嗜酸性胃肠炎（EG）。随着人们对EG认识的提高和内镜下病理学检查的广泛使用，EG在临床工作中并不少见。Kaijiser在1937年首次报告了3例EG患者，典型的EG以胃肠道的某些部位弥散性或局限性嗜酸粒细胞浸润、胃肠道黏膜糜烂和水肿增厚为特点。临床表现有上腹部痉挛性疼痛，可伴恶心、呕吐、发热或特殊食物过敏史。约80%的患者外周血嗜酸粒细胞高达15%~70%。本病通常累及胃窦和近端空肠、回肠末端，结肠则以回盲部及升结肠较多见。

EG病因不甚明确，一般认为是对外源性或内源性过敏原的过敏反应所致。近半数患者个人或家族有哮喘、过敏性鼻炎、湿疹或荨麻疹病史；部分患者的症状可由某些食物如牛奶、蛋类、羊肉、海虾或某些药物等诱发。

【诊断要点】

（一）分型

本病缺乏特异的临床表现，症状与病变的部位和浸润程度有关，一般分为两型。

1. 弥漫型

多见于30~50岁，男性略多于女性，病程可长达数十年。80%的患者有胃肠道症状，主要表现为上腹部痉挛性疼痛，伴恶心、呕吐、发热，发作无明显规律性，可能与某些食物有关，用抗酸解痉剂不能缓解，但可自行缓解。

嗜酸粒细胞浸润以黏膜为主者多出现消化道出血、腹泻、吸收不良、肠道蛋白丢失、低蛋白血症、缺铁性贫血及体重减轻等，约50%的患者有哮喘、过敏性鼻炎、湿疹或荨麻疹。粪便潜血试验阳性。80%患者外周血嗜酸粒细胞增高。血清蛋白降低，D-木糖耐量试验异常。X线胃肠钡餐检查正常或显示黏膜水肿征。内镜检查可见黏膜充血、水肿或糜烂；黏膜病理学检查可见嗜酸粒细胞浸润。

如果嗜酸粒细胞浸润以肌层为主引起胃、小肠壁显著增厚、僵硬，患者往往出现幽门梗阻或小肠不完全性梗阻的症状及体征。弥漫型嗜酸细胞性胃肠炎诊断靠胃肠道黏膜病理组织学，黏膜下和肌层可见广泛成熟的嗜酸粒细胞浸润，嗜酸粒细胞也可能向浆膜层延伸。如果嗜酸粒细胞浸润到浆膜层常可发生腹腔积液或胸腔积液，胸、腹腔积液液体中可含大量嗜酸粒细胞。剖腹探查常见嗜酸粒细胞浸润增厚的小肠浆膜。

2. 局限型

多见于40~60岁，男女发病率无明显差别。主要症状为上腹部痉挛性疼痛、恶心、呕吐，起病较急，病程较短。患者过敏史不明显，外周血常规仅少数有嗜酸粒细胞增多。内镜检查见黏膜充血、水肿，甚至可有息肉样肿块形成，易误诊为肿瘤或克罗恩病；X线胃肠钡餐造影可显示胃窦增厚、僵硬、胃窦部狭窄，可有光滑圆形或卵圆形及分叶状充盈缺损，类似肿瘤；组织病理学检查可见大量嗜酸粒细胞浸润。

（二）诊断依据

Leinbach提出诊断依据：①进食特殊食物后出现胃肠道症状和体征；②周围血中嗜

酸粒细胞增多；③组织学证实胃肠道有嗜酸粒细胞增多或浸润。

（三）鉴别诊断

要除外寄生虫感染引起的血嗜酸粒细胞增多，如钩虫、血吸虫、绦虫、囊类圆线虫所致的寄生虫病，某些胃肠道的肿瘤或淋巴瘤也可有周围血嗜酸粒细胞增高。

【治疗原则】

寻找和发现引起嗜酸粒细胞升高和浸润的原因，缓解和控制症状。

1. 发现饮食或者其他引起嗜酸粒细胞增多的原因并加以控制。可进行有关过敏原的检查。

2. 糖皮质激素的应用对本病有良好疗效。

3. 色甘酸钠是肥大细胞稳定剂，有抗过敏的作用。色甘酸钠的用法为 40~60mg/次，每日 3 次，口服。

4. 可以选择 H_1 和 H_2 受体的阻滞剂。法莫替丁 20mg/次，每日 2 次，口服。氯雷他定 10mg/次，每日 1 次，口服。

（王化虹）

第十五章　缺血性肠病

缺血性肠病是20世纪60年代提出的一组具有一定临床病理特点的独立性疾病，该病为肠壁血液灌注不良引起的肠壁缺血性病变，可累及整个消化道，主要累及结肠。可分为急性肠系膜缺血（AMI）、慢性肠系膜缺血（CMI）及缺血性结肠炎（IC）。病因多为血管病变，肠系膜上动脉、肠系膜下动脉血管病变是引起肠道缺血的主要病理基础。血管病变是否引起肠病变、病变的严重程度及进展状况或结局等，与缺血持续时间、范围、缺血程度、受损血管及侧支循环、肠内压、肠功能、肠对缺血缺氧的耐受性以及肠内过度生长细菌的毒力等有关；另外，全身性血管病变累及腹腔血管时，如结节性多动脉炎、系统性红斑狼疮等多种免疫系统疾病，也可以使肠管血液供应不良而出现缺血性改变。非血管病变，与肠壁血流急剧减少有关，如心力衰竭、休克、大出血、败血症、严重脱水等。真性红细胞增多症、血小板增多症、肿瘤等疾病使血液呈高凝状态，导致血流缓慢，血栓形成堵塞肠道血管可诱发该病的发生。肠腔压力增高也是重要的发病因素之一，老年人便秘，使肠腔压力增加，可导致肠壁血供减少，最终导致肠壁局限性缺血。

【诊断要点】

本病目前尚无统一的诊断标准。诊断依赖于综合发病病因、临床表现及辅助检查。

（一）临床表现

慢性缺血性肠病主要表现为腹痛、间断便血、肠排空障碍（表现为腹胀、排便次数减少）。

急性缺血性肠病分为两个阶段，一是肠激惹的表现，主要是腹痛、腹泻、血便；另一个是出现肠坏死及腹膜炎表现，如腹部反跳痛、肌紧张等。

目前认为，剧烈急性腹痛、器质性心脏病和强烈消化道排空症状是急性缺血性肠病的三联征。

（二）辅助检查

1. 腹部 X 线检查

是 AMI 最基本的检查。最典型征象是"指压痕"征，为增厚的肠壁黏膜下水肿所致。部分患者因肠痉挛致肠腔内气体减少，亦有部分患者因肠梗阻范围较广致肠腔内充满气体。钡灌肠检查可见受累肠段痉挛、激惹；病变发展后期，可由于黏膜下水肿、皱襞增厚等原因致使肠管僵硬似栅栏样，同时肠腔内钡剂充盈形成扇形边缘。溃疡形成后，可见黏膜粗糙，呈齿状缺损。钡剂检查可能加重肠缺血甚至引起肠穿孔，腹膜刺激征阳性患者禁忌钡剂检查。

2. 超声检查

为无创性影像学检查，操作简便、迅速而有效。B 型超声能显示腹腔动脉、肠系膜上动脉、肠系膜下动脉和肠系膜上静脉的狭窄和闭塞；脉冲多普勒超声能测定血流速度，对血管狭窄有较高的诊断价值；超声检查其他征象有肠壁增厚、腹腔积液、膈下积气、门静脉 - 肠系膜静脉内积气。

3. 计算机体层摄影术（CT）检查

CT 增强扫描和 CT 血管成像（CTA）可观察肠系膜动脉主干及其二级分支的解剖情况，但对观察三级以下分支不可靠。AMI 直接征象为肠系膜上动脉不显影、腔内充盈缺损、平扫可为高密度（亚急性血栓）；间接征象有肠系膜上动脉钙化、肠腔扩张、积气、积液，门静脉 - 肠系膜静脉内积气、肠系膜水肿、肠壁增厚，肠壁积气、腹腔积液等则提示肠管坏死。CMI 直接征象为动脉狭窄、动脉不显影、腔内充盈缺损等；间接征象有血管壁钙化、侧枝形成、肠腔扩张、肠系膜水肿、肠壁增厚等。

4. 磁共振成像（MRI）检查

MRI 一般不作为急诊检查方法。MRI 可显示肠系膜动、静脉主干及主要分支的解剖，但对判断狭窄程度有一定假阳性率。MRI 对判断血栓的新旧、鉴别可逆性和不可逆性肠缺血有很高价值。

5. 肠镜检查

肠镜检查是缺血性结肠炎主要诊断方法。镜下分为 3 型：一过型、狭窄型和坏疽型。一过型表现为黏膜充血、水肿、增厚，黏膜下出血，血管纹理模糊，部分黏膜可见多发性浅溃疡，病变部位与正常黏膜界限清楚，节段性改变之间黏膜正常；狭窄型表现为黏膜充血水肿明显，伴糜烂、溃疡、出血，肠腔明显狭窄；坏疽型是缺血性结肠炎最严重缺血损伤，可引起透壁性梗死。病理组织学可见黏膜下层有大量纤维素血栓和含铁血黄素细胞，为此病特征。AMI 如累及结肠，内镜改变与 IC 大致相同；CMI 内镜检查无确切意义，但可排除其他疾病。

6. 选择性血管造影

选择性血管造影是诊断的金标准，可以鉴别栓塞与血栓形成，并且是肠系膜动脉痉挛导致非闭塞性肠系膜缺血唯一的诊断方法；对非闭塞性肠系膜缺血的诊断有着显著的优势，诊断价值优于 CTA，并可在诊断的同时直接进行血管内药物灌注治疗和介入治疗。

7. 放射性核素检查

用放射性核素[99]锝（[99]Tc）和[111]铟（[111]In）标记血小板的单克隆抗体，注射人体后行 γ 照相，能显示急性肠系膜血管闭塞的缺血区，目前该技术已逐步用于临床，估计有较好的应用前景。

（三）实验室检查

1. 外周血白细胞增高，常大于 $10 \times 10^9/L$。大便潜血常阳性。血清肌酸激酶（CK）、乳酸脱氢酶（LDH）、碱性磷酸酶（ALP）也可增高，但血清酶和生化指标的测定对 AMI 诊断缺乏特异性。

2. D - 二聚体是血栓及栓塞的重要指标，Block 等对 2001 ~ 2003 年间瑞典某市医院收住院的 >50 岁且以腹痛为主要症状的患者的研究指出，D - 二聚体在没有缺血性肠病的患者是正常的，D - 二聚体 >0.9mg/L 时，对于本病诊断特异性 92%、敏感性 60%、准确性 69%，由此 D - 二聚体升高对本病的诊断有一定意义，但其升高程度与病情严重程度的关系仍需进一步研究。

【治疗原则】

（一）内科治疗

1. 一般治疗原则

对怀疑肠系膜缺血的患者应立即禁食，必要时行胃肠减压、静脉营养支持；应密切监测血压、脉搏、每小时尿量，必要时测中心静脉压或肺毛细血管楔压；积极治疗原发病；纠正水、电解质平衡紊乱；早期使用广谱抗生素预防菌血症。

2. 药物治疗

（1）AMI 的治疗

①初期处理：复苏包括减轻急性充血性心力衰竭，纠正低血压、低血容量和心律失常。

②早期应用广谱抗生素：AMI 患者血培养阳性的比例高。应用抗生素以防肠缺血症状加重、诱发或加速肠管坏死；慎用肾上腺糖皮质激素，以免坏死毒素扩散；抗菌谱应覆盖需氧及厌氧菌，尤其抗革兰阴性菌抗生素，常用喹诺酮类和甲硝唑；严重感染者可用三代头孢菌素。

③应用血管扩张剂：AMI 一经诊断应立即用罂粟碱 30mg 肌内注射，继以 30mg/h 的速率经泵静脉输注，每日 1~2 次，疗程 3~7 天，少数患者可用至 2 周；同时尽可能避免使用血管收缩剂、洋地黄类药物以防肠穿孔。

④抗栓治疗：急性期抗血小板治疗，可用阿司匹林 200~300mg/d 或氯吡格雷 150~300mg/d，应密切观察。防治出血。抗凝及溶栓治疗，主要适用于肠系膜静脉血栓形成，确诊后尽早使用尿激酶 50 万 U，静脉滴注，1 次/日，溶栓治疗；并给予肝素 20mg，静脉滴注，1 次/6 小时，抗凝治疗，疗程 2 周。抗凝治疗不能溶解已形成的血栓，但能抑制血栓蔓延，配合机体自身的纤溶系统溶解血栓，对于急性肠系膜动脉血栓，一旦诊断，对有适应证者应尽早进行介入治疗。

（2）CMI 的治疗

①轻症患者，应重新调整饮食，少食多餐。避免进食过多或进食不易消化的食物。

②餐后腹痛症状明显的患者，亦可禁食。给予肠外营养。

③应用血管扩张剂，如丹参 30~60ml 加入 250~500ml 葡萄糖注射液中，静脉滴注，1~2 次/日，可减轻症状；或低分子右旋糖酐 500ml，静脉滴注，6~8 小时一次，促进侧支循环的形成。

（3）IC 的治疗

①禁食。

②静脉营养。

③应用广谱抗生素。

④积极治疗心血管系统原发病，停用血管收缩药（肾上腺素、多巴胺等）。

⑤应用肛管排气缓解结肠扩张。

⑥应用血管扩张药物：如罂粟碱 30mg，肌内注射，每 8 小时一次，必要时可静脉滴注；前列地尔 10μg，静脉滴注，每日一次；或丹参 30~60ml 加入 250~500ml 葡萄糖注射液，静脉滴注，1~2 次/日。疗程 3~7 日，少数患者需 2 周。

⑦持续进行血常规和血生化监测，直到病情稳定。

⑧若患者腹部触痛加重，出现肌紧张、反跳痛、体温升高及肠麻痹，表明有肠梗死，需立即行手术治疗。

（二）介入治疗

一旦确诊为非闭塞性肠缺血，无论有无腹膜炎体征，都可以经造影导管向动脉内灌注血管扩张剂。罂粟碱被证明是一种安全可靠的药物，在用药过程中，应反复进行血管造影来动态观察血管痉挛情况，如果注药后，血管痉挛缓解，腹痛逐渐减轻或消失，可以逐渐停止灌药，一般持续用药应少于 5 天。如果灌药后病情无明显缓解，还出现腹膜炎的体征，则应急诊行剖腹探查术。对于慢性缺血性肠病的患者，在溶栓或取栓的同时，行血管成形术或支架置入术，有助于恢复动脉血流，降低复发的机会。介入治疗的技术成功率高，并发症发生率很低，其安全性和开腹血管重建手术相比具有无可比拟的优势。

（三）**手术治疗**

患者在积极保守过程中出现以下情况应积极予剖腹探查。

1. 经过规范药物保守治疗病情仍继续进展。

2. 腹膜炎体征明显或出现肠管缺血坏死征象。

3. 持续严重便血，经其他治疗效果欠佳。

4. 体温、白细胞计数持续升高。

即使腹部症状体征不明显，也应考虑手术治疗。外科手术的关键是正确判断肠管的组织活力，坏死肠管切除术中应争取最大可能地恢复缺血肠管的血运，保留有生机的肠管，以免术后出现短肠综合征；但手术死亡率也极高，手术的效果与病情轻重、肠黏膜损害程度、切除肠段长短及手术方式有关；一般而言，AMI 经及时治疗死亡率仍高达 50% ~80%，临床误诊直到出现肠道梗死，则死亡率高达 90%。

随着人口老龄化、动脉硬化相关疾病发病率增加，缺血性肠病的患病率也有所增加，诊治的关键在于早期明确诊断、早期治疗。

（赵洪川）

第十六章　放射性肠炎

放射性肠炎（RE）是指因腹盆腔恶性肿瘤接受放射治疗后引起的小肠、结肠、直肠放射性损伤，分为急性和慢性放射性肠炎。急性放射性肠炎（ARE）以腹泻、腹痛为主要表现，常在放疗开始后较短时间内出现，多在 3 个月内恢复，是一过性、可自愈的。持续 3 个月以上的放射性肠道损伤，称为慢性放射性肠炎（CRE）。

RE 病理改变主要为肠黏膜和血管结缔组织受损，分为急性、亚急性、慢性病变等三个阶段。急性病变在照射期或照射后 2 个月内发生，小肠黏膜变薄，绒毛缩短，毛细血管扩张，炎性细胞浸润。亚急性病变约发生在照射后 2 ~ 12 个月，黏膜下小动脉内皮细胞肿胀，形成闭塞性脉管炎，黏膜下层纤维增生，平滑肌透明变性。慢性病变发生在照射 12 个月后，出现受累肠黏膜的糜烂、溃疡，肠壁增厚，肠腔狭窄，肠系膜缩短僵硬，直至肠壁穿孔或瘘管形成。

RE 发生呈放射剂量依赖性，胃肠道最小耐受剂量到最大耐受剂量的放射剂量在食管为 60 ~ 75Gy，小肠和结肠为 45 ~ 65Gy，直肠为 55 ~ 80Gy，当治疗放射剂量超过此范围时易发生 RE。RE 的发病机制尚不明确，肠道正常组织对射线的耐受性较肿瘤组织差，放射线的能量效应引起组织细胞内产生氧自由基，而氧自由基可以破坏 DNA 螺旋结构，阻断 DNA 转录和复制，导致细胞死亡，进而对肠道机械屏障、免疫屏障、化学屏障及生物屏障进行损伤，引起 RE。

【诊断要点】

（一）临床表现

RE 的症状可在治疗第 1 ~ 2 周内发生，也可在治疗完成后 6 个月或更长时间发生。包括腹泻、黏液便、腹痛、便血、便秘、肠梗阻等，患者普遍存在吸收不良和营养不良。RTOG/EORTC 评分标准是目前临床症状方面公认的放射反应评分标准，该评分将放疗后可能出现的临床症状按其严重程度进行分级来评价临床病变程度（表 16 - 1）。

表 16 - 1　放射治疗反应评分标准（RTOG/EORTC）

分级	描　　述
0 级	无变化
1 级	不需药物处理的大便次数增加或习惯改变，不需止痛药物的直肠不适
2 级	需抗副交感神经药物的腹泻不需卫生纸的黏液排出，需止痛药的直肠疼痛或腹痛
3 级	需胃肠外营养支持的腹泻或需卫生纸的出血，腹胀（X 线平片证实扩张肠管）
4 级	急性或亚急性肠梗阻、窦管、穿孔和需输血的出血，需胃肠减压或肠管改道的腹痛或里急后重

（二）内镜表现

RE 内镜下改变包括黏膜充血、毛细血管扩张、溃疡、狭窄、坏死等，其中以毛细血管扩张最典型。VRS 评分将上述 5 种改变根据不同程度进行分级（表 16 - 2）。

表 16 − 2　VRS 评分

评分	黏膜充血	毛细血管扩张	溃疡	狭窄	坏死
0	无	无	无	无	无
1	1 级	1 级	无	无	无
2	2 级	2 级	无	无	无
3	3 级	3 级	1 级	无	无
4	任何	任何	2 级	1 级	无
5	任何	任何	≥3 级	≥2 级	有

黏膜充血：0 级（无），1 级（局限性的黏膜变红且水肿），2 级（弥漫非融合的黏膜变红且水肿），3 级（弥漫且融合的黏膜变红且水肿）。

毛细血管扩张：0 级（无），1 级（单个毛细血管扩张），2 级（多个非融合毛细血管扩张），3 级（多个融合毛细血管扩张）。

溃疡：0 级（无），1 级（溃疡面积小于 1cm^2），2 级（溃疡面积大于 1cm^2），3 级（深溃疡），4 级（深溃疡形成瘘或穿孔）。

狭窄：0 级（无），1 级（病变肠腔直径大于 2/3 原肠腔直径），2 级（病变肠腔直径为 1/3 至 2/3 原肠腔直径），3 级（病变肠腔直径小于 1/3 原肠腔直径），4 级（完全闭塞）。

坏死：0 级（无），1 级（有）。

（三）诊断标准

1. 盆腹腔肿瘤患者经过放射治疗。
2. 治疗中或治疗后出现消化道症状。
3. 有内镜下表现。
4. 排除肿瘤复发。

【治疗原则】

目前针对 RE 尚缺乏标准规范化的治疗措施，主要包括以下几类。

（一）适当减小放射剂量

RE 发生呈放射剂量依赖性，因此在不影响疗效的基础上可适当减小放射剂量。

（二）营养支持

RE 患者多表现为腹泻，甚至出现消化道出血；CRE 患者可以合并肠梗阻，因此 RE 患者需禁食，行肠外营养支持。长期的肠外营养不利于肠黏膜修复和肠黏膜屏障的保护，因此当腹泻和消化道出血得到控制后，营养方式应从肠外营养逐渐向肠内营养过渡。除常规营养支持用药外，可以联合应用谷氨酰胺、N − 乙酰半胱氨酸等，发挥维持肠道黏膜正常结构和功能，提供肠道免疫力，保护肠屏障功能。

（三）药物治疗

1. 肠黏膜保护剂

通过灌肠局部用药。

（1）硫糖铝：解离形成硫酸蔗糖阴离子并聚合成黏性糊剂，与溃疡创面上带正电荷的蛋白质或坏死组织结合，形成保护膜。2g，2 次/日。

（2）蒙脱石散（思密达）：具有层纹状结构及非均匀性电荷分布，与黏液蛋白结

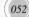

合，增强黏膜屏障对攻击因子的防御能力。3g，2 次/日。

（3）康复新液：有效成分为多元醇类、肽类和黏糖氨酸，可以促进表皮细胞生长、肉芽组织增生、血管新生，改善肠黏膜创面微循环，加速机体病损组织修复再生，增强机体免疫功能等作用，从而增加肠道黏膜对攻击因子的抵抗力。20ml，2 次/日。

（4）小牛血清蛋白提取物：能够在细胞水平促进细胞能量代谢，改善组织血供，在促进创面愈合和组织修复方面有良好疗效。

2. 调节肠道菌群

RE 患者多存在菌群失调，因此调节菌群失调至关重要。常用药物包括双歧三联活菌、地衣芽孢杆菌、枯草杆菌等。

3. 抗炎药物治疗

（1）乙酰水杨酸类药物：COX－2 通路参与 RE 的发生，通过 COX－2 抑制剂来抑制 COX－2 的活性而抑制前列腺素 E 的合成，能显著减轻患者腹痛、腹胀及腹泻等症状。

（2）甾体类激素：此类激素保留灌肠对急、慢性 RE 也有一定的疗效。

4. 其他药物治疗

（1）生长抑素：通过减少消化道液体分泌，减轻对创面的腐蚀，控制腹泻和消化道出血，早期应用能够预防由此产生的感染和体液丢失等并发症。

（2）γ－干扰素：转化生长因子 $β_1$ 过度刺激将导致组织纤维化、引起器官衰竭，γ－干扰素可以在细胞核中阻止转化生长因子 $β_1$ 的作用，逆转纤维化过程。γ－干扰素可能成为对由放射导致的自发性纤维化患者的有效治疗手段之一。

（3）复方角菜酸酯栓：在结、直肠黏膜表面形成胶性膜状结构，将肠道内容物与肠黏膜隔开，为受损的肠黏膜提供保护，还能促进局部水肿的吸收，减轻炎性浸润。

（4）WF10：是一种新型的治疗放射性肠炎的亚氯酸盐类药物，通过阻止黏膜下血管的炎性反应促进病变肠组织愈合。

（四）高压氧治疗

能改善放射性肠炎因血管内皮损伤导致的组织缺血、缺氧、微循环衰竭，提高血氧分压和血氧含量，减轻组织损伤，加速溃疡愈合，促进组织修复。

（五）甲醛烧灼

甲醛通过使蛋白质凝固，在黏膜层新生血管内产生血栓从而起到止血作用，作用表浅。局部应用甲醛对顽固性放射性直肠炎出血疗效比较确切，具有价格低廉、实用性强、效果不满意可反复治疗等优点，但甲醛也是一种固定剂，刺激性强，方法不当有可能引起急性结肠炎、排粪失禁、直肠狭窄及肛门区疼痛等。

（六）内镜下治疗

包括激光治疗、氩离子凝固治疗（APC）。早期的激光治疗为掺钕钇铝石榴石激光，因其治疗深度不易控制已被钾钛磷酸盐激光治疗代替。APC 采用单电极技术，将氩离子通过电流非接触性地用于病变表面，其深度不超过 3mm，且氩离子束可以自动导向需治疗的组织表面，对病灶进行治疗。

（七）手术治疗

手术适应证包括肠梗阻、肠穿孔、肠瘘、肠道大出血或经反复保守治疗无效的顽固性症状。手术原则应当以解决临床症状为首要目标，提高患者预后及远期生活质量。手术方式包括一期肠切除吻合及短路、造口等保守性手术。

（赵洪川）

第十七章　假膜性肠炎

假膜性肠炎（PMC）是一种主要由于肠道菌群失调导致产毒型艰难梭菌（CD）大量繁殖后产生毒素而导致的急性黏膜坏死、纤维素渗出性炎症，主要发生在结肠，亦可累及小肠，因病灶肠黏膜表面覆盖有黄白或黄绿色伪膜而得名。临床上 15% ~ 25% 的抗菌药物相关性腹泻、50% ~75% 的抗菌药物相关性结肠炎和 95% ~100% 的 PMC 是由 CD 感染引起的。PMC 多发生于重症患者、免疫功能低下及外科大手术后等患者，其他危险因素包括住院时间、质子泵抑制剂的使用、恶性肿瘤和患者年龄大于 65 岁。

【诊断要点】

PMC 的潜伏期目前尚不清楚，一般自应用抗生素到出现症状一般为 1 天 ~6 周，大多数发生在应用抗生素治疗后 5 ~10 天，也可早到数小时或晚至停药后 3 ~4 周。

（一）PMC 的诊断标准

患者出现中至重度腹泻或肠梗阻，并满足以下任一条件：①粪便检测 CD 毒素或产毒素 CD 结果阳性；②内镜下或组织病理检查显示假膜性肠炎。

1. 病原学检查

（1）大便培养：大便培养常采用 CCFA 培养基（CCFA）或 CD 显色培养基进行厌氧培养，可作为难辨梭菌筛查的有效方法之一，但不能区分菌株是否产生毒素。

（2）谷氨酸脱氢酶检测：谷氨酸脱氢酶（GDH）是所有 CD 高水平表达的代谢酶，可用于筛查疑似感染（CDI）患者粪便样本中是否存在 CD。通常使用酶免疫方法（EIAs）直接检测粪便标本中的 GDH 抗原，但不能区分菌株是否产生毒素，可作为初筛试验。

2. 艰难梭菌毒素检测

（1）细胞毒性试验：细胞毒性试验（CCTA），用于直接检测粪便标本中存在的 CD 毒素，是实验室诊断 CD 的金标准，但耗时长，技术要求高。

（2）毒素免疫检测：目前常用 EIAs 直接检测腹泻粪便标本中的 CD 毒素，优点是特异性高、检验周期短，但敏感度较低，不能单独用于 CD 感染的实验室诊断。目前 EIAs 检测 CD 毒素常和 GDH 检测或核酸扩增技术（NAATs）联合应用，用于 CD 感染实验室两步法或三步法诊断。

3. 艰难梭菌毒素核酸扩增试验

艰难梭菌毒素核酸扩增试验（NAATS）具有高敏感度和特异性，可作为唯一的独立测试技术检测产毒素 CD，但检测成本较高。

（二）实验流程

推荐使用两步法或三步法进行 CDI 诊断。

1. 三步法

即首先使用 GDH 试验初筛，GDH 阳性进行毒素 EIAs 试验，二者结果不一致使用 CCTA、TC 或 NAATs 确证。

2. 两步法

即同步联合检测 GDH 和毒素 EIAs 试验，二者结果不一致使用 CCTA、TC 或 NAATs 确证。

（三）结肠镜检查

内镜检查是早期诊断 PMC 的有效手段，尤其是在病原学依据缺乏或难以与其他炎症性肠病鉴别时。镜下取材有助于提高 CD 培养的阳性率。PMC 病变主要发生在直肠、乙状结肠，呈连续性分布，严重者可累及全结肠及远端小肠。轻度以黏膜充血、水肿为主，血管纹理不清；中度时病变肠段黏膜可见散在小的圆形或卵圆形微隆起性病灶，表面覆以薄白苔样假膜，周边红晕，病灶间黏膜正常或充血；严重时病变肠段黏膜充血、水肿，可见密集分布的斑片状或地图状黄白色假膜样病灶，剔除覆盖假膜后，可见其下方肠黏膜糜烂及浅溃疡。

【治疗原则】

确定诊断 PMC 后，首先要停用相关抗生素，并进行抗 CDI 治疗、基础疾病治疗和对症支持治疗等。对于重型、暴发型或伴有严重并发症且内科治疗无效的患者，应手术治疗。

（一）内科治疗

1. 药物治疗

（1）轻～中度感染：CDI 患者有腹泻等肠炎样症状，但没有重症感染表现可给予甲硝唑 500mg（口服或胃管入），q8h。

（2）重症感染：CDI 患者有腹泻，且存在以下任何一项因 CDI 导致的异常。白细胞 $>15\times10^9/L$、血清肌酐水平大于 1.5mg/dl、内镜发现假膜。给予万古霉素 125mg 溶液（口服或胃管输入），q6h。

（3）重症感染伴并发症：CDI 患者符合重症感染诊断标准，且存在以下至少一项因 CDI 导致的异常，即低血压、肠梗阻、中毒性巨结肠或弥漫性结肠炎、肠穿孔、需结肠切除、因 CDI 入住重症监护病房治疗。首先需外科、感染内科医生会诊，评估结肠切除手术指征；给予万古霉素 500mg，q6h，联合甲硝唑 500mg（胃管入），q8h；病情稳定后万古霉素减量至 125mg，q6h，同时停用甲硝唑；口服给药受限或完全性肠梗阻的患者，可给予万古霉素 500mg 直肠保留灌肠，q6h，联合甲硝唑 500mg，静脉输注，q8h。

（4）复发性 CDI：第一次复发时仍可采用原治疗方案；第二次复发时应给予万古霉素并逐渐减量，配合脉冲式给药模式或粪便菌群移植。万古霉素减量方法：125mg，qd，10～14d；125mg，bid，7d；125mg，qd，7d；125mg，每日 2～3 次，2～8 周。

2. 调节肠道菌群治疗

（1）益生菌治疗：由于目前益生菌治疗假膜性肠炎的作用尚不确定、减少 PMC 患者复发的证据有限，所以目前不推荐使用益生菌预防 PMC。

（2）粪菌移植（FMT）：PMC 的肠道微生物治疗方法越来越受到重视，FMT 是将健康人粪便中的功能菌群移植到患者胃肠道内，恢复肠道菌群的多样性，抵抗病原体的入侵。仅适用于复发性 CDI，尤其是第 3 次发作以后，但对于接受结肠次全切除术的患者，效果不确定，且只有在标准剂量的万古霉素或非达霉素治疗无效后才进行，目前使用 FMT 治疗 CD 的证据仍然有限，其疗效尚需大样本研究证实进一步证实。

（二）外科治疗

（1）所有重症 CDI 患者都需进行腹部 CT 检查，明确是否存在中毒性巨结肠或全结肠炎，以尽早确定外科干预的时机。

（2）如出现肠穿孔、中毒性巨结肠、内科治疗无效、重症感染性休克等，即应尽早开始外科干预。

（盛剑秋）

第十八章 小肠消化与吸收不良综合征

吸收不良综合征是指各种原因引起的小肠消化、吸收功能减损，以致营养物质不能正常吸收，而从粪便中排泄，引起营养缺乏的临床综合征。吸收不良综合征通常包括消化、吸收过程的障碍或两者共同的缺陷所造成的吸收不良。消化不良会影响营养成分的吸收，而吸收不良时消化功能虽好亦无用，故广义的吸收不良综合征包括消化不良与吸收不良，又称为消化吸收不良综合征。消化和吸收的生理过程十分复杂，吸收不良综合征的病因和发病机制也多种多样，凡影响消化和吸收正常生理的各种原因，均可引起吸收不良综合征。吸收不良综合征的病因包括腔内原因（消化不良）、黏膜异常（吸收不良）、运送异常（淋巴、血液回流障碍）、系统性疾病等，虽其病因复杂，但临床表现和实验室检查方面大致相同。

小肠是人体营养物质消化吸收的主要部位，成人平均长度 5~7 米，营养物质的吸收在小肠各段有所不同，小肠近段（包括十二指肠远端和空肠近端）主要吸收铁、钙、水溶性维生素（叶酸，维生素 C、B，但不吸收维生素 B_{12}）、脂肪酸、三酰甘油和部分单糖，小肠中段主要吸收部分单糖和大部分氨基酸，小肠远段（回肠末端）对胆盐和维生素 B_{12} 有选择性吸收作用。

吸收不良综合征的病理特点是小肠绒毛萎缩。肉眼所见的黏膜可从正常的海虎绒毛状变为平绒状。在显微镜下活检可见到：柳叶状的绒毛缩短，形态不规则，尖端变钝，互相融合，有时绒毛可消失；表层环状细胞减少，上皮下层有炎性细胞增多和腺体增生；黏膜柱状上皮细胞变低平，胞浆有环细胞减少，上皮下层有炎性细胞增多和腺体增生；黏膜柱状上皮细胞变低平，胞浆有空泡，核大小不一，微绒毛模糊不清；有些病例可见黏膜粗厚，呈慢性炎变，绒毛仍存在但杂乱无章；此外，肠腔可有不同程度的扩大，这在幼儿乳糜泻中为明显。

吸收不良综合征的病因很多，分类也很不一致，消化吸收过程中任何环节障碍均可引起吸收不良综合征。吸收不良综合征病因分类见表 18-1。

表 18-1 吸收不良综合征的病因分类

分类	病因
消化不充分	（1）胃切除术后
	（2）胰脂酶不足或失活：①胰外分泌功能不全；②慢性胰腺炎；③胰腺癌；④胰腺囊性纤维化；⑤胰腺功能不全（先天或获得性）
	（3）胃泌素瘤－胰脂肪酶酸性失活
	（4）药物
十二指肠内胆酸浓度降低/微团形成缺陷	（1）肝脏疾病：①肝实质性病变；②胆汁淤积性肝病
	（2）小肠细菌过度生长
	（3）解剖性淤积：①输入性淤积/盲端；②袢狭窄/瘘
	（4）功能性淤积：①糖尿病；②硬皮病
	（5）胆盐肠－肝循环受阻：①回肠切除；②克罗恩病
	（6）药物（结合胆盐或使之沉淀）：新霉素、碳酸钙、考来烯胺

分类	病　因
黏膜吸收障碍/黏膜缺失	（1）肠切除或分流 （2）炎症、浸润或感染：①克罗恩病；②乳糜泻；③淀粉样变；④热带口炎性腹泻；⑤硬皮病；⑥胶原性口炎性腹泻；⑦淋巴瘤；⑧Whipple 病；⑨嗜酸细胞性肠炎；⑩放射性肠炎；⑪肥大细胞增多症；⑫沙门菌病、贾第虫病；⑬叶酸和维生素 B_{12} 缺乏；⑭移植物抗宿主病
遗传性疾病	（1）二糖酶缺乏 （2）血丙种球蛋白缺乏 （3）无 β - 脂蛋白血症：①Hartnup 病；②Cystinuria 病
肠输送营养障碍	（1）淋巴管梗阻：①淋巴瘤；②淋巴管扩张 （2）循环障碍：①充血性心力衰竭；②缩窄性心包炎；③肠系膜动脉粥样硬化；④脉管炎
内分泌和代谢性疾病	（1）糖尿病 （2）甲状旁腺功能减退症 （3）肾上腺功能不全 （4）甲状腺功能亢进症 （5）类癌综合征

【诊断要点】

（一）临床表现

吸收不良综合征的临床表现多样，包括原发病的症状和吸收不良的症状两个方面，后者的临床表现包括以下几种。

1. 腹泻及其他胃肠道症状

腹泻为最主要的症状且最具有特征性。糖吸收不良导致渗透性腹泻，脂肪吸收不良、回肠功能障碍或回肠切除术后可导致分泌性腹泻。脂肪吸收不良所致的典型腹泻，表现为粪量多、不成形、腐臭味、浅黄或灰白色有油脂样光泽或泡沫。轻度脂肪泻可无明显大便改变，伴有腹胀、腹鸣、腹部不适。部分患者可有食欲不振、恶心、呕吐。腹痛不常见，慢性胰腺炎、肠梗阻、肠道炎症可有腹痛。

2. 营养缺乏症状

体重减轻、乏力为主要全身症状，由营养物质吸收不足伴食欲不振引起。低蛋白血症时可出现水肿。

3. 维生素和电解质缺乏症状

可出现不同程度的各种维生素缺乏或电解质不足的症状，如贫血（铁、叶酸、维生素 B_{12} 缺乏），出血倾向（维生素 K 缺乏），骨痛、手足搐搦和骨质脱钙（维生素 D、钙、镁缺乏），周围神经病、舌炎、口角炎（维生素 B 族缺乏），夜盲、皮肤粗糙和过度角化（维生素 A 缺乏），全身无力、生理性少尿、夜尿（钾缺乏）。

（二）辅助检查

主要依靠多种实验室检查辅以器械检查，并应结合临床表现进行特异性定位检查或逐步筛选检查。对复杂病例需多种方法分步联合检测。

1. 血液检查

（1）常规及生化检查：常有贫血，叶酸、维生素 B_{12} 或铁蛋白水平下降，血清白蛋白、胆固醇下降，碱性磷酸酶活性增高，血清钙、磷、镁、锌、钾下降等。

（2）血清胡萝卜素测定：是脂肪吸收不良的非特异性实验。小肠吸收不良时明显降低，胰源性消化不良可正常或轻度降低。

（3）乳糖耐量试验：主要用于检查双糖酶缺乏。乳糖酶缺乏者，血糖水平上升不明显，同时可出现肠鸣、腹痛、嗳气等乳糖不耐受症状。

2. 粪便检查

（1）粪脂肪定性检查：粪便脂质主要来源是食物，部分来源于胃肠道分泌、细胞脱落细菌的代谢。由于脂肪的消化或吸收能力减退，粪便中的总脂量可以大大增加。临床上可根据粪涂片苏丹Ⅲ染色观察脂肪滴作为初筛试验。

（2）粪脂肪定量测定：定量测定被认为是脂肪吸收不良的金标准。如24小时粪脂肪平均量>6g，脂肪吸收率<95%，提示脂肪吸收不良，可证实吸收不良综合征的存在。

3. 尿液检查

（1）D-木糖吸收试验：D-木糖不需经消化直接为空肠吸收，在体内不被代谢而由肾脏排出。尿D-木糖排泄减少反映空肠吸收不良，但肾功能不全或胃排空延缓者可有异常，仅有胰外分泌功能不足或仅累及回肠疾病该试验正常。

（2）维生素 B_{12} 吸收试验：维生素 B_{12} 吸收主要部位在回肠末段，吸收过程需内因子和胰蛋白酶参与。尿维生素 B_{12} 排泄量减少见于回肠末段吸收功能不良或切除术后、恶性贫血、胰外分泌功能不足、小肠细菌过度生长。口服内因子后得到纠正为恶性贫血，口服抗菌药物后纠正为小肠细菌过度生长，双标记 Schilling 试验异常提示胰外分泌功能不足，上述方法均不能纠正提示为回肠末段疾病或切除术后。

4. 呼气试验

（1）^{14}C-甘氨胆酸呼气试验：正常人口服 ^{14}C-甘氨胆酸后，绝大部分在回肠末段吸收，经肠-肝循环再排入胆道，少部分进入结肠后被直接排出或被肠道菌群代谢，产生 $^{14}CO_2$，通过肺呼出。肺呼出 $^{14}CO_2$ 增多并提前出现，见于由回肠疾病、切除术后或小肠-结肠瘘引起的胆盐吸收不良，小肠细菌过度生长。本方法敏感性好，但特异性不强，不易鉴别是回肠末段病变还是小肠细菌过度生长。

（2）氢呼气试验：正常人对绝大多数可吸收的碳水化合物在到达结肠前可完全吸收，肠道细菌发酵代谢未被吸收的碳水化合物是人体呼气中氢气的唯一来源。利用这一原理来测定呼气氢值，可检测小肠对糖类的吸收不良。本方法简便、有效，但易受多种肠内外因素的影响。

5. 病因学的有关检查

（1）粪便常规及病原学检查：有助于寄生虫及肠道感染的诊断。

（2）小肠影像学检查：小肠吸收不良的X线征常见有钡剂聚集、分节或雪片样改变，黏膜皱襞增粗，部分肠腔扩张等，缺乏特异性。全消化道造影有利于排除肠道器质性病变，如肠结核、克罗恩病、小肠肿瘤等。小肠钡灌结果正常不能完全排除肠病所致吸收不良和阻止临床上进行肠活检。

（3）胶囊内镜检查：具有操作方便、患者无痛苦而易接受、并发症少等优点，为小肠疾病的诊断提供了新的检查途径。

（4）小肠镜检查：小肠镜检查能清楚观察小肠黏膜表面绒毛有无缺失，黏膜有无糜烂、溃疡及新生物等情况，从而检出绝大多数小肠疾病；并可抽吸肠液做需氧和厌氧菌培养，有助小肠细菌过度生长的诊断。

（5）小肠黏膜活检：小肠黏膜活检对判断吸收不良是否由小肠本身疾患所引起有重要价值，有助于 Whipple 病、小肠淋巴瘤、小肠淋巴管扩张、嗜酸细胞性肠炎、淀粉样变、克罗恩病和某些寄生虫感染等疾病的诊断。

（6）可根据需要选择结肠镜、胃镜、B 超、CT、ERCP 或 MRCP 等检查。

【治疗原则】

吸收不良综合征的治疗原则是病因治疗、营养支持、对症治疗和必要的代替疗法。病因明确者针对病因治疗，辅以对症治疗；病因不明确者在应积极寻找病因同时，积极进行对症及营养支持疗法。

1. 病因治疗

病因一旦明确即给予病因治疗，如能去除病因，则吸收不良状态自然纠正或缓解。如：①乳糖不耐受症患者饮食中应避免乳制品；②乳糜泻患者给予无麦胶饮食试验治疗；③胆源性吸收不良伴小肠细菌过度生长者可给予抗厌氧菌药物（如甲硝唑）或广谱抗生素（如阿莫西林、头孢拉定等）；④炎症性肠病者应用氨基水杨酸制剂或糖皮质激素治疗；⑤胃泌素瘤患者可给予抑酸剂或手术切除肿瘤等；⑥热带性脂肪泻的有效治疗是叶酸、维生素 B_{12} 加广谱抗生素。

2. 营养支持对症治疗

在检查和治疗病因的同时，应积极纠正营养缺乏，一般在饮食上给予高蛋白质、低脂肪食物，补充足够热量和必需氨基酸，对于维生素、矿物质和微量元素缺乏的患者应给予补足，能口服的尽量口服。①有贫血者应相应补充铁剂、叶酸和维生素 B_{12}。②脂肪泻者通常要补充脂溶性维生素和钙。③腹泻频繁者可予口服止泻药对症治疗。④如病情较轻且病因能去除者，一般可经口服或鼻饲胃肠道营养支持；如病情较重有明显消瘦和衰竭或病因难以去除或无法在短期内去除者，除饮食治疗外，应配合静脉补充葡萄糖、氨基酸、脂肪乳剂、维生素、电解质和微量元素；必要时给予全胃肠外营养支持（TPN）。

3. 替代疗法

各种吸收不良综合征，均可导致机体某些成分的不足或缺乏，因此，替代治疗对于治疗本征来说也很重要。①治疗胰源性消化不良需要补充胰酶，如米曲菌胰酶肠溶片；②有糖尿病者补充胰岛素；③对乳糖酶缺乏者加用乳糖酶；④低丙种免疫球蛋白伴反复感染者可注射丙种免疫球蛋白。

（崔立红）

第十九章　肠易激综合征

肠易激综合征（IBS）是以慢性、反复发作性腹痛伴排便异常为主要特征的功能性肠病，临床常规检查缺乏能解释这些症状的器质性病变，多伴有精神、心理障碍。世界范围内，成年人的发病率为 5% ~ 20%。

IBS 是一种最常见的功能性胃肠病，目前 IBS 的病因和发病机制尚未完全阐明。有大量证据表明，IBS 是由多种生物学和心理学因素相互作用的结果。这种"生物 – 心理 – 社会"模式包括多种因"脑 – 肠轴"功能异常的疾患。遗传因素、精神心理异常、肠道感染、黏膜免疫和炎性反应、脑 – 肠轴功能紊乱、胃肠道动力异常、内脏高敏感、食物不耐受和肠道菌群紊乱等多种因素参与 IBS 发病。

【诊断要点】

（一）临床表现

1. 腹部症状

腹痛是 IBS 的主要表现，呈现反复发作性，发作期间腹痛可伴随排便频率（腹泻或便秘）或粪便性状（稀便、水样便、硬便、块状便）的改变。腹痛可以是弥漫性，也可以是局限于某一部位。典型的腹痛是激惹性发作，源于心理压力和进食，肠排便之后症状缓解或显著减轻。除腹痛外，其他常见的肠道症状包括排便后有短暂的未排净感、黏液便、胃胀气和肠胀气等。IBS 常与其他功能性胃肠病如功能性消化不良、胃食管反流病发生症状重叠。

2. 伴随症状

许多 IBS 患者有不同程度的心理共存疾患（如焦虑症和抑郁症），严重影响生活质量需要专科医师会诊协助诊疗。IBS 的另一个特征是心理疾病躯体化，即倾向于将心理疾病通过躯体症状的形式表现出来，然后寻求医疗帮助解除这些症状。躯体化的症状包括慢性骨盆区痛、纤维肌痛、慢性低位后背痛和紧张性头痛等。

3. 体格检查

通常没有异常发现，有时可发现轻度腹胀和肠鸣音活跃。

（二）标准及分型

1. Rome Ⅳ标准

目前采用 Rome Ⅳ标准反复发作的腹痛，近 3 个月内平均发作至少每周 1 日，伴有以下两项或两项以上，①与排便有关；②伴有排便频率的改变；③伴有粪便性状的改变。在诊断之前症状出现至少 6 个月，且近 3 个月症状符合以上诊断标准。强调病程至少在 6 个月以上，目的在于有充足的时间临床观察及实施检查，避免严重的器质性疾病被漏诊或误诊。

2. IBS 亚型

依据粪便的性状分为以下亚型。①IBS 便秘型（IBS – C）：硬便或块状便排便比

例 > 25% ，稀便（糊状便）或水样便排便比例 < 25% ；②IBS 腹泻型（IBS – D）：稀便（糊状便）或水样便排便比例 > 25% ，硬便或块状便排便比例 < 25% ；③混合型 IBS（IBS – M）：硬便或块状便排便比例 > 25% ，且稀便（糊状便）或水样便排便比例 > 25% ；④不确定型 IBS（IBS – U）：粪便的性状不符合上述 IBS – C、D、M 之中的任一标准。

IBS 患者在相当长的时间内粪便性状可能保持正常，如根据 Bristol 粪便量确定全部粪便中的成分比例，则使被归类为未定型 IBS 亚型的患者数量增多。故 Rome Ⅳ 在对 IBS 亚型做出诊断时，只统计具有症状意义的粪便，即稀便（水样）和硬便（块状），而非所有粪便（包括正常粪便）。

（三）多维度临床资料剖析

IBS 患者除腹部症状和排便异常外，常合并肠道外症状和精神、心理异常，导致生活质量明显下降。IBS 严重程度取决于患者的肠道症状、肠道外症状、疾病对生命质量的影响（伤残程度）、患者与疾病相关的感受和应对方式等。诊断 IBS 时，特别是对严重的病例，从多维度进行临床评估对治疗具有重要指导意义。多维临床资料剖析（MDCP）是从 5 个维度（诊断分类、临床表现补充、对日常活动的影响、社会心理学表现、生理特征和生物学标志）全方位地分析患者的病情，强调了疾病对生活的影响以及患者的生理、心理因素对临床表现的影响，将 IBS 进一步分为轻、中、重度，从而指导及规划优化治疗。

（四）辅助检查

主要目的是除外器质性疾病。

1. 实验室检测

粪便常规及潜血检测是除外肠道器质性疾患的基础检查，亦可作为肠镜检查的筛查手段，还包括血红蛋白水平、血沉（ESR）和甲状腺功能检测。西方国家已将乳糜泻的血清学检测列为 IBS 患者的常规检测项目。粪便微生物检测的适应证是疑有特异性肠道感染者。

2. 肠镜检查

对有警报征象的患者，要有针对性地选择进一步检查排除器质性疾病。警报征象包括：年龄 > 40 岁，便血，粪便隐血试验阳性，贫血，腹部包块，腹腔积液，发热，体重减轻，结、直肠癌家族史。

（五）鉴别诊断

1. 甲状腺功能亢进症。

2. 慢性肠内感染：如贾第虫病、沙门菌病。

3. 炎症性肠病（IBD）。

4. 结、直肠癌：特别是初始症状出现在 50 岁之后或有阳性家族史的患者。

5. 对于女性患者若有明确的下腹痛和肠蠕动异常时，还应除外妇科疾患。

6. 除了症状与摄入乳制品有特异性关联外，乳糖不耐受的临床表现与 IBS 极为相似。在西方人口中，乳糜泻（麦胶肠病）需要与 IBS 相鉴别，但该病在亚洲人口中极为罕见。

7. 药物不良反应或相互间作用也应予以鉴别。

【治疗原则】

（一）一般治疗

IBS 的治疗目标是改善 IBS 症状，提高生命质量，恢复患者的社会功能，处置策略亦应遵从个体化原则。IBS 的治疗应该基于一种医患和谐的交流与沟通，患者感到安慰和支持。向患者说明"脑-肠轴"功能失调的概念，会有助于解释患者对其出现肠道症状却没有肠道病理学表现的原因。避免诱发或加重症状的食物，调整相关的生活方式对改善 IBS 症状有益。限制的食物种类包括：富含 FODMAP 等成分的食物；高脂肪、辛辣、麻辣和重香料的食物；一旦明确食物过敏原，应避免摄入含有该过敏原成分的食物。

（二）心理治疗

对选择性的患者进行认知行为治疗、规范的多元心理治疗和催眠疗法可能有效。一定程度上，IBS 患者对疾病的病因和危害的不恰当认知是导致其就医的主要原因，有时超过其症状本身，故认知治疗非常重要。部分患者如能克服疑虑，其症状就可明显减轻，不影响日常生活。心理治疗包括分组集体疗法、认知疗法、人际关系疗法、催眠疗法、应激管控和放松治疗等。IBS 患者常伴随焦虑、抑郁等明显精神心理障碍，常规药物治疗欠佳时可考虑抗抑郁药物治疗。

（三）药物治疗

IBS 症状复杂多样，没有单一的药物疗法能够全面有效控制症状。药物疗法主要采用对症治疗，遵循个体化治疗原则。

1. 腹痛

（1）选择性肠道平滑肌钙离子拮抗剂：匹维溴铵、奥替溴铵、西托溴铵、美贝维林、阿尔维林。薄荷油可用于改善 IBS 患者的整体症状。

（2）离子通道调节剂：马来酸曲美布汀。

（3）三环抗郁剂（TCAs）：阿米替林、去甲替林、丙米嗪。

（4）五羟色胺再摄取抑制剂（SSRIs）：帕罗西汀、舍曲林、氟西汀、西酞普兰等。

2. 腹泻

（1）止泻药：洛哌丁胺、地芬诺酯。

（2）5-HT$_3$ 受体拮抗剂：阿洛司琼、西兰司琼。

（3）微生态制剂：益生菌。

（4）抗生素：利福昔明对常合并的小肠细菌过度繁殖（SIBO）引起的腹泻有效。

（5）混合制剂：混合阿片类药物，艾沙度林。

3. 便秘

（1）容积性泻剂：卵叶车前子、欧车前、膳食纤维。

（2）缓泻药：聚乙二醇、乳果糖。

（3）促动力药物：普芦卡必利。

（4）新型治疗 IBS-C 的药物：利那洛肽是鸟苷酸环化酶-C 激动剂，可增加肠液分泌，加快胃肠道移行，降低痛觉神经的敏感度，显著增加便秘型 IBS 患者自主排便频率，缓解腹痛症状。

（5）微生态制剂（益生菌），改善肠道微生态。

4. 抗焦虑、抑郁药

（1）氟哌噻吨美利曲辛。

（2）单胺氧化酶抑制剂：文拉法辛。

（3）三环抗郁剂（TCAs）：阿米替林、去甲替林、丙米嗪。

（4）五羟色胺再摄取抑制剂（SSRIs）：帕罗西汀、舍曲林、氟西汀、西酞普兰。

（四）中医辨证施治

中医药对治疗 IBS，改善 IBS 患者腹痛、腹胀、腹泻、便秘和总体症状，表现出一定的疗效，但是仍需要进一步大样本更高质量的研究证实。

（蓝　宇）

第二十章　慢性便秘

便秘表现为排便次数减少、粪便干硬和（或）排便困难。排便次数减少指每周排便少于 3 次。排便困难包括排便费力、排出困难、排便不尽感、排便费时以及需手法辅助排便。慢性便秘的病程至少为 6 个月。

随着饮食结构改变、生活节奏加快和社会心理因素影响，慢性便秘的患病率呈上升趋势。国内已报道的便秘流行病学调查有数十项，但不同研究间的患病率存在差异，与地域、调查对象、抽样方法和所应用的诊断标准不同有关。我国幅员辽阔，民族众多，各地文化和人口学特征有明显不同，慢性便秘的患病率也存在一定差异，成人慢性便秘的患病率为 4.0% ~ 10.0%。便秘的患病率随着年龄的增长而升高。国内的研究结果显示，60 ~ 80 岁与 30 ~ 39 岁个体间患功能性便秘的可能性差异有统计学意义，70 岁以上人群慢性便秘的患病率达 23.0%，80 岁以上可达 38.0%，在接受长期照护的老年人中甚至高达 80.0%。

慢性便秘与工作压力、精神 – 心理因素（如焦虑、抑郁和不良生活事件等）有关。女性、体重指数（BMI）低、文化程度低、生活在人口密集区者更易发生便秘。低纤维素食物、液体摄入减少可增加慢性便秘发生的可能性，滥用泻药可加重便秘。

慢性便秘可由多种疾病引起，包括功能性疾病和器质性疾病，不少药物亦可引起便秘（表 20 – 1）。在慢性便秘的病因中，大部分为功能性疾病，包括功能性便秘、阿片引起的便秘（OIC）、功能性排便障碍和便秘型肠易激综合征（IBS – C）。

功能性疾病致便秘的病理生理学机制尚未完全阐明，可能与结肠传输和排便功能紊乱有关。按照目前的病理生理学机制，可将功能性疾病所致的便秘分为慢传输型便秘（STC）、排便障碍型便秘、混合型便秘、正常传输型便秘（NTC）。STC 的特点为结肠传输时间延长，进食后结肠高振幅推进性收缩活动减少，这可能与 STC 患者肠神经元和神经递质异常、Cajal 间质细胞和肠神经胶质细胞减少有关，亦与结肠黏膜氯离子通道功能障碍、氯离子通道与跨上皮细胞膜的氯离子和液体转运有关。排便障碍型便秘患者在排便过程中腹肌、直肠、肛门括约肌和盆底肌肉不能有效地协调运动，直肠推进力不足，感觉功能下降，从而导致直肠排空障碍。NTC 多见于 IBS – C，发病与精神、心理异常等有关。在 Rome Ⅳ 诊断标准中，阿片引起的便秘是新增的疾病，OIC 是阿片引起的肠道病中最常见的一种，尽管阿片引起的便秘实际上是阿片在胃肠道不良反应的表现，而不是真正意义上的功能性胃肠病。考虑到使用阿片类药物治疗癌症和非癌症性疼痛日益增加，包括疼痛性功能性胃肠病患者，阿片对胃肠道、中枢神经系统的影响与功能性胃肠病发病机制类似（即脑 – 肠互动异常），OIC 的临床表现与功能性便秘类似，两者可以重叠，治疗和处理类似，故将其列入功能性胃肠病。在 OIC 的诊断标准中，强调患者是"在开始使用阿片、改变剂型或增加剂量过程中新出现的或加重的便秘症状"，对便秘的判断与功能性便秘一致，诊断 OIC 并没有病程的要求。

表 20 – 1　慢性便秘常见病因与相关因素

病因	相关因素
功能性疾病	功能性便秘、功能性排便障碍、IBS – C
器质性疾病	肠道疾病（结肠肿瘤、憩室、肠腔狭窄或梗阻、巨结肠、结直肠术后、肠扭转、直肠膨出、直肠脱垂、痔、肛裂、肛周脓肿和瘘管、肛提肌综合征、痉挛性肛门直肠痛）；内分泌和代谢性疾病（严重脱水、糖尿病、甲状腺功能减退症、甲状旁腺功能亢进症、多发内分泌肿瘤、重金属中度、高钙血症、高或低镁血症、低钾血症、卟啉病、慢性肾病、尿毒症）；神经系统疾病（自主神经病变、脑血管疾病、认知障碍或痴呆、多发性硬化、帕金森病、脊髓损伤）；肌肉疾病（淀粉样变性、皮肌炎、硬皮病、系统性硬化病）
药物	抗抑郁药、抗癫痫药、抗组胺药、抗震颤麻痹药、抗精神病药、解痉药、钙拮抗剂、利尿剂、单胺氧化酶抑制剂、阿片类药、拟交感神经药、含铝或钙的抗酸药、钙剂、铁剂、止泻药、非甾体抗炎药

【诊断要点】

（一）临床表现

慢性便秘的诊断主要基于症状，须符合 Rome Ⅳ 标准中关于功能性便秘（表 20 – 2）、阿片引起的便秘（表 20 – 3）、功能性排便障碍（表 20 – 4）和便秘型肠易激综合征（表 20 – 5）诊断标准所述的症状和病程。

表 20 – 2　Rome Ⅳ 标准中功能性便秘的诊断标准

疾病名称	诊断标准
功能性便秘	1. 必须包括下列 2 个或 2 个以上的症状：①至少有 25% 的排便感到费力；②至少 25% 的排便为块状便或硬便；③至少有 25% 的排便有排便不尽感；④至少 25% 的排便有肛门直肠的阻塞感；⑤至少有 25% 的排便需要人工方法辅助（如指抠、盆底支持）；⑥每周少于 3 次排便 2. 如果不使用泻药时很少出现稀便 3. 诊断肠易激综合征（IBS）依据不充分 4. 应除外符合阿片类药物诱发便秘的患者

诊断前症状出现至少 6 个月，且近 3 个月症状符合以上诊断标准。

表 20 – 3　Rome Ⅳ 标准中阿片引起的便秘的诊断标准

疾病名称	诊断标准
阿片引起的便秘	1. 在开始使用阿片、改变剂型或增加剂量过程中新出现的或加重的便秘症状，且必须包括下列 2 项或 2 项以上：①至少有 25% 的排便感到费力；②至少 25% 的排便为干球便或硬便（Bristol 粪便性状量表 1～2 型）；③至少有 25% 的排便有排便不尽感；④至少有 25% 的排便有肛门直肠的阻塞感；⑤至少有 25% 的排便需要人工方法辅助（如指抠、盆底支持）；⑥每周自发排便（SBM）少于 3 次 2. 如果不使用泻药时很少出现稀便

表 20 – 4　Rome Ⅳ 标准中功能性排便障碍的诊断标准

疾病名称	诊断标准
功能性排便障碍	1. 患者必须符合功能性便秘和（或）便秘型肠易激综合征的诊断标准 2. 在反复试图排便过程中，需经以下 3 项检查中的 2 项证实有特征性排出功能下降 ①球囊逼出试验异常 ②压力测定或肛周体表肌电图检查显示肛门直肠排便模式异常 ③影像学检查显示直肠排空能力下降

诊断前症状出现至少 6 个月，且近 3 个月符合以上诊断标准。

表 20 – 5　Rome Ⅳ标准中便秘型肠易激综合征的诊断标准

疾病名称	诊断标准
便秘型肠易激综合征	1. 反复发作的腹痛，近 3 个月内平均发作至少每周 1 日，伴有以下 2 项或 2 项以上：①与排便相关；②伴有排便频率的改变；③伴有粪便性状（外观）改变
	2. 至少有 25% 的排便为 Bristol 粪便性状 1 型或 2 型，且少于 25% 的排便为 Bristol 粪便性状 6 型或 7 型

诊断前症状出现至少 6 个月，且近 3 个月症状符合以上诊断标准。

（二）鉴别诊断

对近期内出现便秘、便秘或伴随症状发生变化的患者，鉴别诊断尤为重要。对年龄 >40 岁、有报警征象者，应进行必要的实验室、影像学和结肠镜检查，以明确便秘是否为器质性疾病所致、是否伴有结直肠形态学改变。报警征象包括便血、粪隐血试验阳性、贫血、消瘦、明显腹痛和腹部包块，有结、直肠息肉史和结、直肠肿瘤家族史。

（三）肠道动力、肛门直肠功能的检测

肠道动力和肛门直肠功能检测所获数据虽不是慢性便秘临床诊断和治疗所必需的资料，但对肠道和肛门直肠功能的科学评估、便秘分型、治疗方法选择和疗效评估是必要的，在临床研究中，这些检查能提供有价值的客观指标。对难治性便秘患者，药物治疗无效或外科手术前应行相关检查以全面了解肠道、肛门、直肠功能和形态学异常的严重程度。

1. 结肠传输试验

随标准餐顿服不透 X 线的标记物（如直径 1mm、长 10mm 的标记物 20 个），简易法于 48 小时拍摄腹部 X 线片 1 张，若 48 小时大部分标记物在乙状结肠以上，可于 72 小时再摄片一张。根据标记物的分布计算结肠传输时间和排出率，判断是否存在结肠传输延缓、排便障碍，该方法简易、价廉、安全。对考虑手术治疗的 STC 患者，建议术前重复此检查，并延长检查时间至第 5 天。采用核素法可检测结肠各节段的传输时间，但因价格昂贵而难以普及。

2. 测压法

肛门直肠测压能评估肛门直肠动力和感觉功能，监测用力排便时盆底肌有无不协调收缩、是否存在直肠压力上升不足、是否缺乏肛门直肠抑制反射、直肠感觉阈值有无变化等。对难治性便秘患者，可行 24 小时结肠压力监测，如结肠缺乏特异性推进性收缩波、结肠对睡醒和进餐缺乏反应，则有助于结肠无力的诊断。通过模拟排便时肛门直肠压力的变化，对排便障碍进行分型，来指导治疗，特别是对生物反馈治疗。

3. 球囊逼出试验

可反映肛门直肠对球囊（可用水囊或气囊）的排出能力，正常人可在 60 秒内排出球囊。在评估肛门直肠的功能性检查中，Rome Ⅳ专家建议将球囊逼出试验作为功能性排便障碍的初筛检查，该方法方法简单、易行，但结果正常并不能完全排除盆底肌不协调收缩的可能。

4. 排粪造影

通常采用 X 线法，即将一定剂量的钡糊注入直肠，模拟生理性排便活动，动态观察肛门直肠的功能和解剖结构变化。主要用于与便秘相关肛门直肠疾病的诊断，如直肠黏膜脱垂、内套叠、直肠前突、肠疝（小肠或乙状结肠疝）和盆底下降综合征等。磁共振排粪造影具有能同时对比观察盆腔软组织结构、多平面成像、分辨率高、无辐射等优点。对难治性排便障碍型便秘，排粪造影结果是外科决定手术治疗方式的重要依据。

5. 其他检查

肛门测压结合腔内超声检查能显示肛门括约肌有无局部张力缺陷和解剖异常，为手术定位提供线索。应用会阴神经潜伏期或肌电图检查，能分辨便秘是肌源性还是神经源性。

此外，慢性便秘患者常伴睡眠障碍、焦虑抑郁情绪，建议早期了解患者心理状态，调整生活方式和经验治疗后仍不能缓解便秘症状时，应特别注意对精神、心理、睡眠状态和社会支持情况的评估，分析判断心理异常与便秘的因果关系。

每一种诊断性检查在功能性排便障碍的诊断中均存在一定的局限性，应结合患者的具体情况和检查条件来选择检查方式，并客观解读检查结果。

【治疗原则】

治疗的目的是缓解症状，恢复正常肠道动力和排便生理功能。因此，总体原则是个体化的综合治疗，包括推荐合理的膳食结构，建立正确的排便习惯，调整患者的精神、心理状态；对有明确病因者进行病因治疗；需长期应用通便药维持治疗者，应避免滥用泻药；外科手术应严格掌握适应证，并对手术疗效做出客观预测。

（一）调整生活方式

合理的膳食、多饮水、运动以及建立良好的排便习惯是慢性便秘患者的基础治疗措施。①膳食和饮水：增加纤维素和水分的摄入，推荐每日摄入膳食纤维 25～35g，每日至少饮水 1.5～2.0L。②适度运动：尤其对久病卧床、运动量少的老年患者更有益。③建立良好的排便习惯：结肠活动在晨醒和餐后时最为活跃，建议患者在晨起或餐后 2 小时内尝试排便，排便时集中注意力，减少外界因素的干扰，只有建立良好的排便习惯，才能真正完全解决便秘问题。

（二）药物治疗

1. 容积性泻剂

容积性泻剂通过滞留粪便中的水分，增加粪便含水量和粪便体积起到通便作用，常用药物包括欧车前、聚卡波非钙和麦麸等。研究结果显示，容积性泻剂较安慰剂能更有效地缓解慢性便秘患者的整体症状和排便费力的情况，可增加每周完全自发性排便（CSBM）次数，减少排便间隔天数。聚卡波非钙在肠道形成亲水性凝胶，参与粪便形成，使粪便蓬松柔软易于排出，该药在消化道不被吸收，长期使用安全，有助于患者建立良好的排便习惯。容积性泻剂潜在的不良反应包括腹胀、食管梗阻、结肠梗阻以及钙和铁吸收不良。因此，建议慢性便秘患者在服用容积性泻剂的同时应摄入足够水分。

2. 渗透性泻剂

渗透性泻剂可在肠内形成高渗状态，吸收水分，增加粪便体积，刺激肠道蠕动，主要包括聚乙二醇和不被吸收的糖类（如乳果糖）。多项大样本随机、双盲、安慰剂对照研究证实，富含电解质的聚乙二醇或者不含电解质的聚乙二醇在改善每周排便频率、粪便性状和便秘相关症状等方面的疗效均显著优于其他治疗组，且其不良反应更易于接受，耐受性更好，更易于控制。meta 分析发现，聚乙二醇可增加患者 CSBM 次数。聚乙二醇严重不良反应罕见，已被国际多项指南和共识意见推荐用于慢性便秘患者的长期治疗。乳果糖在结肠中可被代谢为乳酸和乙酸，促进生理性细菌的生长，同时这些相对分子质量较低的有机酸可增加肠腔内渗透压，从而改善慢性便秘患者的排便频率和粪便性状。

3. 刺激性泻剂

刺激性泻剂包括比沙可啶、酚酞、蒽醌类药物和蓖麻油等，作用于肠神经系统可增强肠道动力和刺激肠道分泌。多项随机、安慰剂对照试验结果显示，比沙可啶、匹可硫酸钠等刺激性泻剂可增加慢性便秘患者每周 CSBM 次数，改善粪便性状和缓解便秘相关症状。长期使用刺激性泻剂易出现药物依赖、吸收不良和电解质紊乱，还可损害患者的肠神经系统而导致结肠动力减弱，甚至引起结肠黑变病。因此，建议短期、间断使用刺激性泻剂。

4. 鸟苷酸环化酶–C 激动剂

鸟苷酸环化酶–C（GC–C）激动剂可以改善慢性便秘患者的腹痛、便秘等症状。利那洛肽为 14 个氨基酸组成的多肽，可结合和激活肠上皮细胞 GC–C 受体，使细胞内和细胞外环磷酸鸟苷（cGMP）的浓度显著升高，升高的 cGMP 激活囊性纤维化跨膜转运调节因子（CFTR），增加氯化物和碳酸氢盐的分泌并加速肠道蠕动，部分 cGMP 被释放进入浆膜层，还可降低肠内痛觉末梢神经的敏感性。Ⅲ期临床试验确定了利那洛肽在慢性便秘患者中的有效性和安全。利那洛肽还可显著增加患者每周自发排便次数，改善排便费力和粪便性状，并可有效缓解腹胀等腹部不适症状。利那洛肽主要在胃肠道中代谢，利那洛肽及其代谢产物极少被吸收进入血液循环，也不会抑制常见药物转运体和代谢酶，因此几乎不会与其他药物相互作用或干扰其他药物的吸收和代谢。美国 FDA 于 2012 年批准将利那洛肽用于治疗成人 CIC 和 IBS–C，2014 年美国胃肠病学院指南推荐将利那洛肽用于治疗 CIC 和 IBS–C（强烈推荐，高证据等级），我国也已批准将利那洛肽用于治疗 IBS–C。

5. 高选择性 5–羟色胺 4 受体激动剂

高选择性 5–羟色胺 4（5–HT$_4$）受体激动剂可缩短结肠传输时间，增加患者排便次数。普芦卡必利为苯并呋喃类甲酰胺类化合物的衍生物，是一种高选择性和高亲和力的 5–HT$_4$ 受体激动剂，与肠肌间神经丛 5–HT$_4$ 受体结合后，可增加胆碱能神经递质的释放，刺激结肠产生高幅推进性收缩波，使不伴有肛门、直肠功能障碍的便秘患者胃排空、小肠传输和结肠传输加快。多项国外研究表明，每天服用 2mg 普芦卡必利在改善慢性便秘患者的排便次数、粪便性状、整体症状和生命质量等方面均显著优于安慰剂组，疗效可长达 18 个月，且安全性和耐受性良好。美国 FDA 和欧洲药品管理局

（EMA）已批准将普芦卡必利用于成人患者慢性原发性便秘的治疗，多个国家的推荐剂量为成人 2mg/d，老年人 1mg/d。普芦卡必利主要不良反应有恶心、腹泻、腹痛和头痛等。普芦卡必利推荐用于常规泻药无法改善便秘症状的患者，当服用普芦卡必利 4 周仍无疗效时，需重新评估患者的病情和是否继续服用该药。

6. 氯离子通道活化剂

氯离子通道活化剂可以促进肠上皮分泌，增加患者自发排便次数。鲁比前列酮是一种二环脂肪酸类前列腺素 E_1 衍生物，可选择性激活位于肠上皮细胞顶膜的 2 型氯离子通道，促进肠上皮细胞的氯离子分泌入肠腔，肠液分泌增加可疏松粪便，从而加快排便频率，改变粪便性状，减轻排便费力感，缓解排便的总体症状。国外多项研究证实，鲁比前列酮可显著增加慢性便秘患者自发排便次数，对慢性便秘的疗效呈剂量 - 反应效应（用量为 24 ~ 72μg/d）；与安慰剂组比较，口服鲁比前列酮 24μg/d，1 周后自发排便频率为 5.69 次/周，显著高于安慰剂组的 3.46 次/周（$P = 0.0001$）。2006 年美国 FDA 批准鲁比前列酮上市，推荐用于治疗 CIC，剂量为 24μg/次，2 次/日。随后 2008 年美国 FDA 又相继批准将其用于 18 岁以上的女性 IBS – C 患者，剂量为 8μg/次，2 次/日。药品不良反应方面，鲁比前列酮主要表现为恶心、腹泻、腹胀、腹痛和头痛。

7. 灌肠药和栓剂

通过肛内给灌肠药和栓剂，可润滑并刺激肠壁，软化粪便，使其易于排出，适用于粪便干结、粪便嵌塞患者临时使用。便秘合并痔疮者可用复方角菜酸酯制剂。

（三）精神心理治疗

可给予合并精神、心理、睡眠障碍的慢性便秘患者心理指导和认知疗法等，使患者充分认识到良好的心理状态和睡眠对缓解便秘症状的重要性；可予合并明显心理障碍的患者抗抑郁焦虑药物治疗；存在严重精神心理异常的患者应转至精神心理科接受专科治疗。注意避免选择多靶点作用的抗抑郁焦虑药物，注意个体敏感性和耐受性的差异。

（四）生物反馈

循证医学证实生物反馈是盆底肌功能障碍所致便秘的有效治疗方法（Ⅰ级证据、A级推荐）；STC 不是生物反馈治疗的反指征，有条件者可试用，对于混合型便秘患者先予生物反馈治疗，无效时考虑加用泻药。生物反馈治疗能持续改善患者的便秘症状、心理状况和生活质量。

（五）其他治疗方法

有文献报道益生菌能改善慢性便秘的症状。中药（包括中成药制剂和汤剂）能有效缓解慢性便秘的症状，但其疗效的评估尚需更多循证医学证据。按摩推拿可促进胃肠道蠕动，有助于改善便秘症状。有报道采用骶神经刺激可治疗经内科综合治疗无效、无肛门括约肌解剖改变的顽固性便秘患者。

（六）手术治疗

真正需接受外科手术治疗的慢性便秘患者尚属少数，当患者症状严重影响工作和生活且经一段时间严格的非手术治疗无效时，可考虑手术治疗，但必须严格掌握手术适应证。

（七）特殊人群便秘的治疗原则

1. 老年人

摄入膳食纤维减少、缺乏运动、合并多种疾病和多重用药是老年人发生便秘的重要原因；老年人由于牙齿松动、脱落、缺损，咀嚼功能减退，往往造成膳食纤维摄入不足，躯体活动不便或卧病在床使老年患者活动量明显减少；另外，老年患者常合并多种慢性疾病，需长期服用多种药物，包括抗胆碱能药物、阿片类药、钙剂、钙通道阻滞剂和 NSAID 等，都是老年人发生便秘的重要原因。老年便秘患者的治疗应首先增加膳食纤维和水分摄入、合理运动，尽量停用导致便秘的药物；药物首选容积性泻剂和渗透性泻剂，如乳果糖、聚乙二醇；盐类泻药（如硫酸镁）过量应用会导致电解质紊乱，建议慎用；对病情严重的患者，可短期、适量应用刺激性泻剂或合用灌肠剂、栓剂。

2. 妊娠妇女

研究发现，妊娠期妇女的便秘发生率高达 40%，其中，妊娠早、中、晚期和产后功能性便秘的患病率分别为 35%、39%、21% 和 17%，以妊娠早、中期最高。妊娠期便秘的发病机制为多因素，主要与孕激素、机械性因素和生活方式改变有关。妊娠期由于孕激素作用，胃动素减少导致结肠蠕动减慢；妊娠 6 个月以上时，子宫增大，压迫肠管，使肠内容物运行障碍；另外，饮食习惯改变和运动减少也参与便秘的发生。妊娠期便秘的治疗：首先，建议患者改变生活方式；其次，容积性泻药、聚乙二醇、乳果糖的安全性好、作用缓和且对胎儿无不良影响，可作为妊娠期便秘患者的首选泻剂；比沙可啶和番泻叶可引起肠道痉挛，长期使用可引起电解质紊乱；其他蒽醌类泻药和蓖麻油可能有致畸或诱发子宫收缩的风险，应避免使用。

3. 儿童

儿童便秘多数为功能性便秘，患病率为 0.5%~32.2%。由于疼痛或社会因素（如上学）而反复主动地克制排便是引起儿童便秘的最常见原因。排便频率与饮食、社会习惯、如厕训练、排便设施、家庭文化信仰、家庭内部关系和每日活动有关。儿童功能性便秘的治疗包括非药物治疗和药物治疗。非药物治疗包括家庭教育、合理饮食和排便习惯训练。家庭教育与药物治疗同等重要，包括告知患儿家庭辨识克制排便行为和采取干预措施，如规律如厕、记录排便日记以及建立成功排便的奖励制度；合理饮食包括足量饮水、均衡膳食、鼓励母乳喂养和增加膳食纤维的摄入。存在粪便嵌塞的儿童应采用口服（容积性或渗透性泻剂）或经直肠用药（开塞露或 0.9% 的氯化钠溶液）解除嵌塞粪块，解除嵌塞后，应启动维持治疗。聚乙二醇是便秘患儿的一线治疗药物，容积性泻药和乳果糖也被证实有效，且耐受性良好。

4. 糖尿病患者

便秘是糖尿病患者最常见的消化道症状，国际糖尿病联合会 2017 年数据显示，中国人群糖尿病的患病率为 9.7%，患者数达 1.14 亿，居全球首位。流行病学调查表明，美国、欧洲和中国香港地区糖尿病患者的慢性便秘患病率分别为 10%、13%~22% 和 28%。虽然糖尿病患者发生便秘的确切机制尚未阐明，但通常认为与肠 Cajal 细胞功能丧失导致结肠传输减慢、平滑肌肌病、自主神经病变和神经内分泌失衡有关。虽然控制血糖可能对糖尿病患者的便秘治疗有益，但糖尿病便秘仍少有特异性治疗措施。糖尿病患者的便秘治疗与慢性便秘相似，除调整生活方式外，可使用容积性泻药、渗透性泻药、刺激性泻药。对于顽固性病例，可尝试使用新型通便药物，如普芦卡必利、鲁比前列酮和利那洛肽，但这些药物尚缺乏在糖尿病便秘患者中的应用研究。

5. 阿片引起的便秘（OIC）

阿片类药是治疗慢性疼痛的主要药物，而便秘是各种阿片类药最常见的不良反应，临床称之为 OIC。其机制主要是阿片与胃肠道内 μ 受体结合，抑制胃肠动力和肠液分泌。OIC 的预防非常重要，预防措施应与阿片类药治疗同时开始，包括预防性使用通便药和改变生活习惯（如增加液体摄入、增加膳食纤维、适当锻炼等）。OIC 的治疗药物包括容积性泻剂、渗透性泻剂、刺激性泻剂，对于以上常规泻剂无效的患者，可尝试治疗 OIC 的新兴药物，包括促分泌药、促动力药、羟考酮与纳洛酮缓释剂和外周 μ-阿片受体拮抗剂。羟考酮与纳洛酮缓释剂口服给药可拮抗胃肠道阿片受体，而对羟考酮的中枢镇痛作用影响较小，该药对 OIC 的治疗效果显著。目前研究较多的是外周 μ-阿片受体拮抗剂，包括甲基纳曲酮、爱维莫潘和 Naloxegol 等，皮下注射甲基纳曲酮已被美国 FDA 批准用于慢性非癌性疼痛和接受姑息治疗的进展期疾病所伴发的 OIC 患者。Naloxegol 是口服的纳洛酮聚乙二醇衍生物，该药被美国 FDA 批准作为治疗疼痛的辅助用药，具有增强排便的效果。多种中药方剂治疗 OIC 有效，但缺乏大样本、双盲、多中心的研究。

（八）分级诊治

我国大多数慢性便秘患者在基层医疗机构接受诊治，根据病情严重程度进行分级诊断、分层治疗，既能正确诊断、合理有效治疗，又可减少不必要的检查、降低诊治费用。

便秘三级诊治流程见图 20-1。

1. 一级诊治

适用于多数轻、中度慢性便秘患者。首先应详细了解病史（特别注意用药史）、体格检查，行肛门直肠指诊、粪常规检查，包括隐血试验。年龄 >40 岁、有报警征象、对疾病过度担心者，可进行辅助检查以明确是否存在器质性疾病，并做相应处理，否则可选择经验性治疗。强调生活方式调整、认知疗法，慎用引起便秘的药物，根据患者便秘特点选用容积性泻药、渗透性泻药、促动力药，疗程为 2~4 周。若治疗无效，可考虑加大剂量或联合用药。

2. 二级诊治

主要对象为经验性治疗无效的患者，可酌情选择进行结肠传输试验、肛门直肠测压和（或）球囊逼出试验，并初步评估心理状况，确定便秘类型后进一步选择治疗方案。混合型便秘患者先进行生物反馈治疗，无效时加用泻药。

3. 三级诊治

主要对象是对二级诊治无效的患者，应对患者进行重新评估，注意患者是否已改变不合理的生活方式和排便习惯，有无特殊原因引起的便秘，尤其是与便秘密切相关的结肠、肛门直肠形态异常，注意患者的依从性、治疗是否规范、有无精神-心理障碍等。这些患者多是经多种治疗而疗效不满意的难治性便秘患者，需进一步安排结肠和肛门、直肠形态学、功能学检查，必要时需多学科包括心理科的会诊，以确定合理的个体化综合治疗方案。对于仍无效的患者，需评估手术风险和患者的获益，严格掌握适应证，慎重选择手术治疗。

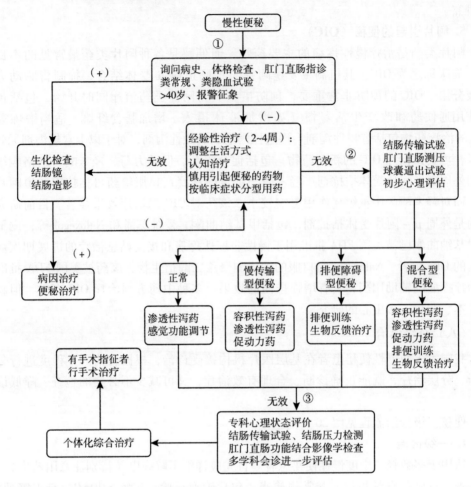

注：①、②、③分别代表一级、二级和三级诊治

图 20 - 1　慢性便秘三级诊治流程

（崔立红）

第二十一章 肠结核

肠结核是结核分枝杆菌引起的肠道慢性特异性感染，主要由人型分枝杆菌引起。多经口感染，常为开放性肺结核患者吞下含结核分枝杆菌的痰液所致。因混有结核杆菌的食物在回盲部停留时间较久，且结核杆菌易侵犯淋巴组织，故多发于回盲部，即回盲瓣及其相邻的回肠和结肠。按大体病理可分为溃疡型、增生型及混合型 3 型，以溃疡型最为多见。

【诊断要点】

（一）临床表现

本病多见于中青年，女性稍多于男性。

1. 起病形式

大多缓慢起病，病程一般较长。

2. 腹痛

多为慢性，多数位于右下腹，少数为脐周或全腹痛；间歇性发作，多数为隐痛或钝痛，偶有阵发性绞痛，进食后可诱发及加重腹痛，排便或肛门排气后缓解；并发肠梗阻或结核性溃疡急性穿孔时，腹痛突然加剧；体检常有腹部压痛，部位多位于右下腹。

3. 腹泻与便秘

腹泻是溃疡性肠结核的主要临床表现之一。排便次数因病变严重程度和范围不同而异，一般每日排便 3~6 次不等，病变广泛时可达十余次。呈糊状或稀水样，伴有里急后重，常有黏液。左半结肠受累时可出现脓血便，增生型肠结核多以便秘为主，混合型肠结核可有腹泻与便秘交替出现。

4. 腹部肿块

常位于右下腹，位置相对固定，质地偏硬，表面不平，有压痛。主要见于增生型肠结核，系病变肠段和周围组织粘连或同时有肠系膜淋巴结结核所致。

5. 全身症状和肠外结核表现

主要表现为结核中毒症状，为低热、盗汗、消瘦、贫血、乏力及食欲不振等，可同时有肠外结核特别是活动性肺结核的临床表现。

6. 并发症

见于晚期患者，以肠梗阻多见，瘘管和腹腔脓肿较克罗恩病少见，肠出血少见，少有肠穿孔。

（二）辅助检查

1. 血常规及血沉

可有贫血，但白细胞计数多正常；多数患者血沉明显增快，可作为估计结核病活动程度的指标之一。

2. 粪便检查

粪便镜检可有少量白细胞或红细胞，潜血常为阳性。粪便浓缩后可找到结核杆菌或培养有结核菌生长，但阳性率均不高。

3. 结核菌素试验

结核菌素试验阳性对肠结核的诊断有参考价值，但特异性及灵敏性均不高，在临床应用中诊断意义不大。

4. 干扰素 - γ 释放试验

干扰素 - γ 释放试验（T-SPOT、QFT）诊断肠结核的特异性较高，阴性结果有助于排除活动性结核病，对诊断有一定参考价值。

5. 内镜检查

结肠镜下可见结肠黏膜出现如下改变。①溃疡：典型的肠结核溃疡呈环形分布，溃疡可融合，但融合后仍呈环形，可出现环周型巨大溃疡。溃疡深浅不一，边缘不规则，呈潜行性，表面覆有白色或黄白苔。早期溃疡较小时多位于结肠皱襞脊上并沿皱襞向环周方向扩展，溃疡周边有黏膜皱襞紊乱等改变，但溃疡之间有正常黏膜存在，与克罗恩病极为相似。②假息肉和增生结节：由于结核性肉芽肿和纤维组织增生，导致局部肠壁增厚、僵硬，表面有糜烂、小溃疡和大小不等的假息肉或隆起结节，严重者形成较大团块，需与结肠癌鉴别。③狭窄：大部分由于环形溃疡、周围结节增生引起，也可因为愈合过程中，大量纤维组织增生，瘢痕形成，引起肠管变形、假憩室形成。④回盲瓣病变：肠结核中回盲瓣的累及率超过 90%。一般为全周性或次周性溃疡，病变的回盲瓣僵硬，失去闭合功能呈鱼口状改变。回盲瓣的溃疡可向回肠末端及盲肠升结肠方向扩展，形成巨大融合性溃疡，溃疡间可见到增生性病变。结肠镜检查能对全结肠和回肠末端进行直接观察，必要时可行病变黏膜病理活检，如发现结核性肉芽肿和干酪样坏死等典型肠结核病理表现具有确诊意义；活检组织中找到抗酸杆菌有助于诊断。但内镜下病理检查可能因取材表浅，不能发现上述病理表现而无法明确诊断。病变位于小肠的可行小肠镜检查。

6. X 线、CT 检查、MR 检查

X 线钡餐造影和钡灌肠检查可观察全消化道情况，但临床出现肠梗阻征象时钡餐检查则要慎重。肠结核的 X 线表现主要是肠黏膜皱襞粗乱，肠壁边缘不规则、增厚和溃疡形成。在溃疡型肠结核，钡剂于病变肠道呈现激惹征象，排空很快，充盈不佳，而病变的上、下肠段钡剂充盈良好，称为 X 线钡剂跳跃征象；此外尚可有肠腔狭窄、肠管僵硬、缩短变形，有假息肉征象等；腹平片有时可见钙化影，对诊断肠结核也有帮助。

CT 检查受扫描方向、肠道活动、肠道准备等因素影响，不易判断十二指肠水平段及空回肠病灶及较小的肠结核病变。对增生型肠结核更敏感，表现多为肠壁环形增厚，少数见盲肠内侧偏心性增厚、回盲瓣增厚，网膜增厚，可见肠袢异位。CT 可发现合并的腹内肠外结核，特别是淋巴结结核，表现为环形或多环状强化的肿大淋巴结，少数可见钙化性淋巴结，有助于肠结核的诊断。

MR 检查对黏膜溃疡和干酪样坏死淋巴结的显示较好，可见肠壁环形增厚伴黏膜溃疡、回盲瓣挛缩变形和固定开口，增强扫描可见受累肠段较正常肠段强化增加，可呈分层强化改变，表现为黏膜层和浆膜层异常强化、呈高信号，黏膜下层水肿或强化减弱而呈低信号；慢性期，肠壁呈均匀一致中等强化，提示纤维组织增生；增生肿大淋巴结呈环形强化改变，为结核最为特异性的表现，且较 CT 显示更为清晰。

7. 腹腔镜检查

对于诊断困难的患者可行腹腔镜检查，于镜下直视病灶并取活检组织行病理检查。腔镜探查属于有创检查，需充分考虑检查利弊。

【治疗原则】

（一）一般治疗

注意休息，加强营养，必要时给予肠外全营养。腹痛者给予解痉、止痛治疗。长期、大量腹泻的患者除给予止泻药物治疗外还应给予补充液体，维持水、电解质平衡和酸碱平衡。

（二）抗结核化学药物治疗

化学药物治疗是本病治疗的关键。化疗原则为早期、规律、联合、适量、全程五项原则。整个化疗疗程分为强化期和巩固期两个阶段。第一阶段（强化期）旨在杀灭生长繁殖的细菌，迅速控制临床病情；第二阶段（巩固期）在于消除生长代谢缓慢及间歇生长的半休眠菌，以达到灭菌，减少复发和彻底治愈的目的。常用抗结核病治疗方案为 2HRZE/4HR 方案：强化期 2 个月，异烟肼（H）、利福平（R）、吡嗪酰胺（Z）及乙胺丁醇（E）4 种药；巩固期 4 个月，异烟肼（H）、利福平（R）2 种药，总疗程为 6 个月。必要时可将强化期延长至 3 ~ 4 个月，巩固期延长至 6 ~ 12 个月，总疗程 9 ~ 12 个月。常用剂量为：异烟肼 300mg/d；利福平 450 – 600mg/d；吡嗪酰胺 1.5 – 2.0g/d；乙胺丁醇 0.75 – 1.0g/d；链霉素 0.75 – 1.0g/d。严格执行直接督导下的短程化疗（DOTS）的地区或个体可选择间歇化疗方案：$2H_3R_3Z_3E_3/4H_3R_3$（下角数字表示每周给药次数）。常用剂量为：异烟肼 300 – 600mg/d；利福平 600 – 900mg/d；吡嗪酰胺 2.0 – 3.0g/d；乙胺丁醇 1.5 – 2.0g/d；链霉素 0.75 – 1.0g/d。出现耐药则需 4 种二线抗结核敏感药物联合应用并延长疗程至 20 个月。二线药物包括环丝氨酸、卷曲霉素、卡那霉素、对氨基水杨酸、乙硫异烟肼、利福喷丁、阿米卡星、氧氟沙星和莫西沙星等。

（三）手术治疗

多不需要手术治疗。若并发肠梗阻、瘘管、肠穿孔、肠道大出血等内科治疗无效者，可考虑手术治疗；增殖型肠结核伴腹块也可考虑部分肠切除术；诊断困难者也可行手术探查。需注意术前充分抗结核治疗，以改善预后。

（郝建宇）

第二十二章　胃肠道间质瘤

胃肠道间质瘤（GIST）是一类起源于胃肠道间叶组织的肿瘤，占消化道间叶肿瘤的大部分。Mazur 等于 1983 年首次提出了胃肠道间质肿瘤这个概念，GIST 与胃肠道肌间神经丛周围的 Cajal 间质细胞（ICC）细胞相似，均有 $c-kit$ 基因、CD_{117}（酪氨激酶受体）、CD_{34}（骨髓干细胞抗原）表达阳性。GIST 大部分发生于胃（50%~70%）和小肠（20%~30%），结、直肠约占 10%~20%，食管占 0~6%，肠系膜、网膜及腹腔后罕见。GIST 患者 20%~30% 是恶性的，主要转移到肝和腹腔。

【诊断要点】

（一）临床表现

临床表现无特异性，病程长短不一，恶性 GIST 病程较短，多在数月以内。良性 GIST 或早期者无症状。现在由于胃肠镜的广泛开展，可以发现大部分的 GIST。GIST 的主要症状依赖于肿瘤的大小和位置。消化道出血是最常见症状；贲门部 GIST 可有吞咽不适、吞咽困难等症状；其他比较常见症状有腹痛、包块及胃肠道梗阻等表现，如腹腔转移可出现腹腔积液，恶性 GIST 可有体重减轻、发热等症状。

（二）消化内镜及超声胃镜检查

消化内镜的检查是诊断 GIST 的较可靠的办法，可帮助明确肿瘤部位及大小。超声内镜对于胃外生性 GIST 可协助诊断，协诊 GIST 位置、大小、起源、局部浸润状况和转移等。病理组织学及免疫组化等检查方法是确诊的方法。

（三）其他影像学的检查

CT 平扫及增强检查可见肿瘤多呈圆形或类圆形，少数呈不规则形。良性肿瘤多小于 5cm，密度均匀，边缘锐利，极少侵犯邻近器官，可以有钙化表现。恶性肿瘤多大于6cm，边界不清，与邻近器官粘连，可呈分叶状，密度不均匀，中央极易出现坏死、囊变和出血，肿瘤可出现高、低密度混杂，钙化很少见；增强后可见均匀等密度者多呈均匀中度或明显强化。

PET、PET/CT 和 MRI 等影像学方法对评估肿瘤的大小、肿瘤的密度以及肿瘤内的血管分布和代谢情况有很大的帮助。

X 线钡餐造影可显示 GIST 边缘整齐、圆形充盈缺损，中央可有"脐样"溃疡龛影或表现为受压、移位；腹部血管造影、胶囊内镜和小肠镜的检查对于小肠 GIST 诊断、肿瘤定位具有重要意义。

（四）实验室检查

患者可出现贫血、低蛋白血症，大便潜血阳性。

（五）病理诊断

免疫组织化学是胃肠道间质肿瘤的诊断标准，特征是肿瘤细胞表面抗原 CD_{117}

（KIT 蛋白）阳性，CD_{117}的高灵敏性和特异性是胃肠道间质肿瘤的确诊指标。CD_{34}在 60% ~70% 的胃肠道间质肿瘤中阳性，但由于它可在多种肿瘤中表达，仅对胃肠道间质肿瘤有轻度的特异性，平滑肌肌动蛋白（SMA）、结蛋白（典型肌肉的中间丝蛋白）及 S－100（神经标志物）一般阳性率分别是 30% ~40% 、1% ~2%（仅见于局部细胞）及 5%，均没有诊断的特异性。

【治疗原则】

手术切除是治疗胃肠道间质肿瘤首选的方法，包括外科开腹手术、腹腔镜手术、消化道内镜下切除手术及腹腔镜和消化道内镜联合治疗等。

药物治疗：伊马替尼作为选择性 kit/PDGFRA 受体酪氨酸激酶抑制剂可为 GIST 的主要治疗药物；舒尼替尼可以作为伊马替尼耐药的一线替代药物。

（王化虹）

第二十三章　大肠癌

大肠癌（CRC），起源于大肠黏膜上皮，是临床最常见的消化道恶性肿瘤之一，其发病率居全球恶性肿瘤的第 3 位，死亡率高居第 2 位。随着我国人民生活水平的不断提高、饮食习惯的逐渐改变，CRC 的发病率也日渐增高，年增长速度为 8%，是世界平均水平的 2 倍，已成为我国消化系统发病率第 2 位、患病率第 1 位的恶性肿瘤。

本病病因尚不清楚。流行病学调查发现，该肿瘤的发病主要与人们的生活方式（吸烟、饮酒、少运动、肥胖、长期精神紧张）、环境（放射污染、雌激素水平下降、长期不愈的炎症性肠病、肠道寄生虫感染）和饮食结构（高脂肪、少纤维素饮食）有关。某些特殊类型大肠癌（遗传性非息肉病性大肠癌）可能更多与遗传因素相关。人类基因的多态性（种系遗传变异）影响着环境致癌因素的作用。

大部分大肠癌从腺瘤－腺癌发展而来。在腺瘤向癌转化的过程中，DNA 多个位点在不同时间随机发生基因改变并累积，促成了癌变，即所谓"多步致癌过程"。大肠癌癌变过程的分子途径主要是染色体不稳定和微卫星不稳定。85% 的散发性大肠癌是通过前一个途径，涉及的基因有 *APC*、*k－ras* 和 *p53* 等；15% 的散发性大肠癌和遗传性大肠癌则通过后一个途径，涉及的基因为 *APC*、*k－ras*、*BRAF*1、*TGFBR*2、*BAX* 和 *MMR* 等。上述基因的突变可源于遗传，也可源于环境因素的长期作用。

内镜肉眼形态学上，早期大肠癌可分为隆起型（Ⅰ型）和浅表型（Ⅱ型）两类，其下又分为多种亚型：Ⅰ型分为有蒂型Ⅰp、亚蒂型Ⅰsp 和无蒂型Ⅰs，Ⅱ型分为浅表隆起型Ⅱa、浅表平坦型Ⅱb 和浅表凹陷型Ⅱc。隆起型浸润较表浅，有利于内镜下切除；表面型常呈黏膜下扩散，内镜下根治性切除有一定难度。进展期大肠癌分为隆起型、溃疡型、浸润溃疡型、弥漫浸润型和特殊型。组织学上多数大肠癌为腺癌（包括管状腺癌和黏液腺癌），少数为印戒细胞癌、未分化癌、小细胞癌、髓样癌、腺鳞癌和鳞癌。隆起型进展期癌比溃疡型癌预后好，分化好的腺癌预后较好。

大肠癌的预后除与病理形态和组织分类有关外，还与病变分期密切相关，多数早期大肠癌可以治愈，5 年生存率可达 90%，而晚期则不足 10%。关于早期大肠癌，最新的定义指浸润深度局限于黏膜及黏膜下层的任意大小的大肠上皮性肿瘤，无论有无淋巴结转移。肿瘤浸润局限于黏膜层者称为黏膜内癌（M 期癌），浸润至黏膜下层但未侵犯固有肌层者称为黏膜下癌（SM 期癌）。两者又可以根据其浸润深度进行细化，其中病变仅局限于黏膜上皮层者称为 M_1 期癌，病变浸润基底膜侵入黏膜固有层者称为 M_2 期癌，病变浸润黏膜肌层者称为 M_3 期癌，浸润至黏膜下层上 1/3、中 1/3、下 1/3 者分别称为 SM_1 期癌、SM_2 期癌、SM_3 期癌。目前国际上推行的大肠癌分期方法是 TNM 分期。TNM 分期与传统的 Dukes 分期方法相关性很好。仅 0 期、Ⅰ期的 $T_1N_0M_0$ 或 Dukes A 期的肿瘤属于早期大肠癌。

【诊断要点】

（一）临床表现

多数早期大肠癌缺乏特异性症状，极少部分早期癌和中、晚期癌可出现便血、排便习惯改变、腹痛、体重下降、贫血，甚至发生肠梗阻和直肠刺激症状。通常左半大肠癌更多出现血便和肠梗阻，直肠病变更易有里急后重感；右半大肠癌更多出现腹部包块、贫血、消瘦和乏力等表现。

（二）诊断与筛查

凡有便血、排便习惯改变、腹痛、体重下降、贫血，甚至肠梗阻或直肠刺激症状等表现者，均应行结肠镜检查。对不能接受结肠镜检查或检查未及回盲部者，应行钡灌肠或 CT 仿真肠镜检查以确诊。肠镜下黏膜活检和手术后的组织病理学检查是大肠癌诊断的金标准。

从大肠癌病理分期与预后的相关性可以发现，早期诊断是大肠癌获得长期存活的关键。大肠癌的筛查不仅可以发现早期 CRC 及其癌前病变，还可通过内镜下息肉切除预防 CRC 的发生。根据不同国情，筛查对象可分为自然人群和个体两种类型。前者是无症状人群，筛查旨在查出早期癌和癌前病变，提高癌患者长期存活率，降低大肠癌的发病率；后者主要是针对有症状和主动体检的个体，旨在检出早期癌和癌前病变，提高患者的治愈率。最新的《中国早期结直肠癌筛查流程专家共识意见》指明，我国 CRC 筛查目标人群为 50～75 岁，建议先通过风险评分和（或）初筛试验筛选出高危人群，进一步接受高质量结肠镜检查；非高危人群则建议采用多轮非侵入性筛查和定期随访策略。目前，可以用于临床的非侵入性大肠癌筛查方法主要有粪便隐血试验、粪便 DNA 检测、血浆 *Septin*9 基因甲基化检测等。免疫法粪便隐血试验（FIT）检查结果不受食物或药物的影响，更适用于人群筛查，目前多个指南均推荐 FIT 检测间隔为 1 年一次，FIT 检测阳性后 9 个月内建议行结肠镜检查，因 9 个月后大肠癌及晚期疾病的风险显著升高，且时间越长风险越高。粪便 DNA 检测有单靶点和多靶点方案，也可与 FIT 联合检测，具备检测效能较高、无需限制饮食、无创等优点，目前美国最新指南推荐其用于无症状人群 CRC 筛查的时间间隔为 3 年一次。甲基化 *SEPT*9（*mSEPT*9）基因是结直肠癌早期发生发展过程中的特异性分子标志物，但是血浆 *Septin*9 基因甲基化检测对 CRC 以及进展期腺瘤的敏感性较差，成本效益低，目前国内外指南均不推荐其用于人群筛查，只可作为个体化诊断的选择与补充。此外，侵入性筛查方法主要是结肠镜检查，其不仅可以直观地发现全结肠及直肠的病变，还可以进行内镜下息肉切除。然而，结肠镜操作复杂，对病变的检出率受多方面因素的影响，主要包括肠道准备情况、退镜时间、操作者对病变的识别能力等，一般受检者依从性差，且存在一定的风险，目前国内还无法用于大规模人群筛查，主要用于精筛或高危人群的进一步诊断和治疗。

【治疗原则】

早期大肠癌绝大多数可在结肠镜下行根治性切除，其治疗适应证的原则是没有淋巴结转移的可能，并且据肿瘤的大小以及部位判定能够一次性切除，因此在进行内镜下治疗前有关预测肿瘤大小、肿瘤浸润深度、组织类型的信息是不可或缺的。目前早期大肠癌及癌前病变内镜治疗的绝对适应证为大肠腺瘤、黏膜内癌。向黏膜下层轻度浸润的 SM_1 癌为相对适应证。

中、晚期癌则应首选根治性肠切除术，辅以术前及术后放疗、化疗和分子靶向治疗。为减轻放、化疗的反应，可同服中药或免疫增效剂，以提高患者对药物的耐受及治疗的依从性。

【预防】

1. 提倡合理的饮食习惯，避免高脂肪食物，适当摄入纤维素膳食和蔬菜、水果，避免不良的生活习惯（如吸烟、饮酒、肥胖）。

2. 切除结肠腺瘤者应定期随访。

3. 炎症性肠病是大肠癌的癌前病变，应定期随访，随访时间可根据疾病活动度和组织学的异型性决定。

4. 当患者大肠内息肉数目在 10 ~ 20 枚之间且有 CRC 个人史或家族史或当患者大肠内息肉数目超过 20 枚时，应属于家族性遗传性大肠癌高危人群，建议接受相关基因胚系突变的检测，以提高家族性遗传性大肠癌综合征的早期诊断，进而指导患者及其家系成员的化学干预、临床随访和监测。

（盛剑秋）

第二十四章　结核性腹膜炎

结核性腹膜炎是由结核杆菌感染引起的慢性弥漫性腹膜炎症，多继发于肺结核或体内其他部位结核。最常见的感染途径是腹腔内的结核病灶直接蔓延，少数由活动性肺结核血行播散。根据病理解剖特点，可分为渗出、粘连和干酪型，以前两型多见，可混合存在。

【诊断要点】

（一）临床表现

发病缓急和症状轻重不等，取决于有无原发病灶、感染途径、人体反应的差异以及病理类型。临床表现缺乏特征性，多数患者表现为慢性腹痛、腹胀、发热、盗汗和体重下降；也有患者发病急骤，以急性腹痛或骤起高热为主要表现；少数患者起病隐匿或无明显症状，因其他腹部疾患行外科手术或尸体解剖时发现。

1. 腹痛

早期腹痛不明显，以后可出现持续隐痛或钝痛，疼痛多位于脐周、下腹、有时全腹，常由于腹膜炎症或肠粘连、部分肠梗阻及腹腔内其他脏器的活动性结核病灶而引起，并发肠梗阻或腹腔内干酪样坏死灶破溃时，腹痛可突然加重。

2. 腹胀与腹腔积液

因腹膜炎所致肠功能紊乱以及结核毒血症而常有腹胀感，腹腔积液也是引起腹胀的原因。腹腔积液量少时临床检查不易察觉，腹腔积液量达1000ml以上时可发现移动浊音阳性。

3. 腹泻与便秘

以腹泻多见，一般每日大于3~4次，多呈糊状，多由腹膜炎所致的肠功能紊乱引起，偶可由溃疡型肠结核或干酪样坏死病变导致的肠管内瘘等引起。部分患者表现为便秘或腹泻与便秘交替。

4. 腹部体征

腹部柔韧感系腹膜遭受轻度刺激或有慢性炎症的一种表现，是结核性腹膜炎的常见体征，即患者的腹壁触之犹如揉面团一样感觉称为揉面感或柔韧感，但血腹及腹膜癌亦可出现，应注意鉴别。腹部压痛一般较轻微。腹部肿块常位于脐周，也可在其他部位；多见于粘连型与干酪型患者。少量腹腔积液不易被察觉，腹腔积液量达1000ml以上时可发现移动浊音。渗出型腹腔积液一般以少量及中等量为多见。

5. 全身症状

结核中毒症状常见，主要是发热与盗汗。发热以低热或中等发热为主，少数病情较重者可有高热；可伴有畏寒、盗汗、乏力、体重下降、食欲不振等。

（二）辅助检查

1. 血常规和血沉

部分患者可有不同程度的贫血，但白细胞计数多正常。活动期血沉加快，病变趋于静止时逐渐正常。

2. 结核菌素试验和干扰素 - γ 释放试验

PPD 试验呈强阳性有助于结核感染的诊断，但假阳性率高，阴性不能排除本病。干扰素 - γ 释放试验（T - SPOT、QFT）的灵敏性和特异性均高于 PPD 试验，阴性结果有助于排除活动性结核病，对诊断有一定参考价值。

3. 腹腔积液检查

腹腔积液常为草黄色渗出液，少数呈混浊或淡血性，偶见乳糜样者，比重大于 1.018，蛋白质定量多在 30g/L 以上，血清腹腔积液白蛋白梯度（serum ascites albumin gradient，SAAG）<11g/L。白细胞数在 $0.5 \times 10^9/L$ 以上，以淋巴细胞或单核细胞为主，普通细菌培养阴性，可与原发性细菌性腹膜炎鉴别。腹腔积液浓缩涂片找抗酸杆菌阳性率仅 5%，但取大量腹腔积液浓缩后行结核分枝杆菌培养和动物接种，可明显提高结核分枝杆菌阳性率（约 14%）。腹水腺苷脱氨酶（ADA）明显增高，但需排除恶性肿瘤，如测定 ADA 同工酶 ADA2 升高则对本病诊断有一定特异性。此外结核性腹膜炎时血 CA125 往往升高，抗结核治疗后 CA125 可下降，可作为随访指标，与恶性肿瘤鉴别。采用 PCR 结合地高辛标记核酸探针 southern 杂交技术检测结核性腹水中结核分枝杆菌 DNA，敏感性为 69%，特异性为 96%，敏感性高于抗酸染色镜检和培养，并有确诊价值。

4. 腹部影像学检查

（1）腹部超声检查：可见腹腔积液，腹膜增厚，网膜、肠管粘连，肠管聚集，淋巴结肿大，腹腔内出现包块及瘘管。

（2）腹部 X 线平片检查：有时可见钙化影，提示钙化的肠系膜淋巴结结核。胃肠 X 线钡餐检查可发现肠粘连、肠结核、肠瘘、肠腔外肿块等征象，对本病有一定辅助诊断价值。

（3）腹部 CT、MR：可发现增厚的腹壁及腹腔积液，腹腔内肿大的淋巴结，腹腔内肿块及肠袢之间的瘘管。

6. 腹腔镜检查

适用于腹腔积液较多而无腹膜粘连者，或诊断有困难者。腹腔镜下可见本病典型的病变，如腹膜充血、水肿、黄白色或灰白色粟粒样结节；慢性病程者可见腹膜增厚、浆膜失去正常光泽、纤维性结节、条索状粘连等。腹腔镜下活检病理见到干酪样坏死性肉芽肿形成或找到结核杆菌有确诊价值。广泛腹膜粘连为腹腔镜检查禁忌证。

【治疗原则】

本病治疗的关键在于早期给予合理、规律、足疗程的抗结核化学药物治疗，以达到早日康复、避免复发和防止并发症的目的。

1. 注意休息，加强营养，有肠梗阻征象者则予半流质或流质饮食。

2. 抗结核化学药物治疗：化学药物治疗是本病治疗的关键。化疗原则为早期、规律、联合、适量、全程五项原则。整个化疗疗程分为强化期和巩固期两个阶段。第一阶段（强化期）旨在杀灭生长繁殖的细菌，迅速控制临床病情；第二阶段（巩固期）在于消除生长代谢缓慢及间歇生长的半休眠菌，以达到灭菌，减少复发和彻底治愈的目的。常用抗结核病治疗方案为 2HRZE/4HR 方案：强化期 2 个月，异烟肼（H）、利福平（R）、吡嗪酰胺（Z）及乙胺丁醇（E）4 种药；巩固期 4 个月，异烟肼（H）、利福平（R）2 种药，总疗程为 6 个月。疗效评估包括临床症状的缓解和腹水的消失。对血行播散而有严重结核毒血症以及主要是渗出型的患者，在足量抗结核药物治疗的同时可考虑加用肾上腺皮质激素。对粘连或干酪型病例，由于大量纤维增生，药物不易进入病灶，应联合用药，适当延长疗程。

3. 对有大量腹腔积液的患者，可适当放腹腔积液减轻症状。

4. 手术治疗：适应证包括：①并发完全性肠梗阻或有不全性慢性肠梗阻经内科治疗不见好转者；②急性肠穿孔或腹腔脓肿经抗生素治疗无好转者；③肠瘘经加强营养与抗结核治疗未能闭合者；④诊断困难，和腹腔内肿瘤或其他原因引起的急腹症不能鉴别时，可考虑剖腹探查。

（郝建宇）

第二十五章　自身免疫性肝病

自身免疫性肝病是一组由异常自身免疫介导的肝胆炎症性损伤，主要包括自身免疫性肝炎（AIH）、原发性胆汁性胆管炎（曾用名原发性胆汁性肝硬化，PBC）以及原发性硬化性胆管炎（PSC）；此外，这些疾病中任意两种同时出现称为重叠综合征，以AIH/PBC 重叠综合征最为多见；不同类型的自身免疫性肝病，其流行病学特征、临床表现、血清学检查以及肝脏的病理改变各有不同。

第一节　自身免疫性肝炎

自身免疫性肝炎（AIH）是一种由针对肝细胞的自身免疫反应所介导的肝脏实质炎症，以血清自身抗体阳性、高免疫球蛋白 G 和或 γ - 球蛋白血症、肝组织学上存在界面性肝炎为特征。具体发病机制尚不清楚，目前认为遗传易感性是主要病因，病毒感染、酒精、药物可能是疾病的诱发因素。本病多见于女性，任何年龄均可发病。患病率在不同地域间存在差异，约为（3～17）/10 万，其中欧洲及北美的患病率最高。

【诊断要点】

（一）临床表现及分型

AIH 临床表现多样。大多起病隐匿，最常见的症状包括乏力、嗜睡、全身不适等；10%～20% 患者仅在体检时意外发现氨基转移酶升高；少数病例表现为急性发作，但急性肝功能衰竭少见；AIH 患者病情可呈波动性或间歇性发作，若病情持续未得到控制，也可逐渐进展为肝硬化，甚至肝癌。

目前依据血清中存在的自身抗体，AIH 可分为两个主要类型。

1 型：常见，男女比例约为 1∶3，发病年龄有双峰性。特征性抗体为抗核抗体（ANA）及平滑肌抗体（SMA）。肌动蛋白抗体、可溶性肝抗原抗体/肝胰抗原抗体（anti - SLA/LP）也可阳性。1 型通常对免疫抑制治疗应答好，停药后不易复发。

2 型：相对少见，男女比例约为 1∶10，多见于儿童及青少年。特征性抗体为 1 型肝肾微粒体抗体（anti - LKM1），1 型肝细胞溶质抗原抗体（anti - LC1）也可阳性。患者易伴发肝外自身免疫病，通常需长期治疗，预后不如 1 型。

除上述两型外，10%～30% AIH 患者血清存在 anti - SLA/LP，但 ANA 及 SMA 阴性，过去有人将此类患者划归为 3 型。由于此类患者临床表现酷似 1 型，对免疫抑制剂治疗反应良好，故最新国际共识将其归为 1 型。

AIH 重叠综合征分为以下几种。

（1）AIH/PBC 重叠综合征：指血清 AMA 阳性，但肝组织学检查既有 AIH，也有PBC 的特征。

（2）AIH/PSC 重叠综合征：指血清中可检测出类似 AIH 的自身抗体，但肝组织学

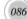

检查以及胆管造影显示 PSC 的特征。

（3）AMA 阳性 AIH：指血清 AMA 阳性，但肝组织学检查显示 AIH 的病理特征。本型对免疫抑制剂治疗效果好，不发展为 PBC。

（二）实验室检查

1. 血清生化学检查

AIH 患者 ALT、AST 水平一般较 ALP 及胆红素升高更明显。病情严重或急性发作时血清总胆红素水平可升高。

2. 血清抗体检查

自身抗体检测对 AIH 的诊断具有重要价值，其效价代表自身免疫反应强度，分析某些抗体的动态变化水平有助于评价病情和治疗。

（1）1 型 AIH：①ANA 及 SMA 是 1 型 AIH 的特征性抗体。ANA 及 SMA 除见于 1 型 AIH 外，还可见于 PBC、PSC、慢性病毒性肝炎、药物性肝损伤、酒精性和非酒精性肝病以及多种肝外自身免疫病；②anti – actin 较 SMA 对 1 型 AIH 的诊断更具有特异性，但敏感性不如 SMA，故不能替代 SMA；③anti – SLA/LP 对 1 型 AIH 的诊断具有高度特异性。

（2）2 型 AIH：①anti – LKM1，2 型 AIH 的特征性抗体，一般不与 ANA、SMA 同时出现，约 5% 的 HCV 患者血清中也可存在极低水平的 anti – LKM1；②anti – LC1，对 2 型 AIH 的诊断较特异。

（3）其他：pANCA 见于绝大多数 ANA 及 SMA 阳性 AIH 患者，但不具有诊断特异性，可见于多种疾病。

3. 血清免疫球蛋白

IgG 和（或）γ 球蛋白升高是 AIH 特征性的血清免疫学改变之一。血清 IgG 水平可反映肝内炎症活动程度，经免疫抑制治疗后可逐渐恢复正常，在初诊和治疗随访过程中应常规检测。

4. 病理学检查

由于血清生化以及抗体检测对诊断 AIH 缺乏特异性，故国际 AIH 协作组推荐对任何可疑 AIH 患者都应行肝穿刺活组织病理学检查，除非存在并发症或禁忌证。肝活检不仅对 AIH 诊断有着重要价值，而且对疗效评估以及疾病的预后判断也有重要作用。AIH 特征性肝组织学表现包括界面性肝炎、淋巴浆细胞浸润、肝细胞玫瑰花环样改变、淋巴细胞穿入现象和小叶中央坏死等。

【治疗原则】

（一）免疫抑制治疗

1. 泼尼松（龙）和硫唑嘌呤联合治疗

AIH 患者一般优先推荐泼尼松（龙）和硫唑嘌呤联合治疗方案，联合治疗可显著减少泼尼松（龙）剂量及其不良反应。泼尼松（龙）可快速诱导症状缓解、血清氨基转移酶和 IgG 水平的复常，而硫唑嘌呤需 6 ~ 8 周才能发挥最佳免疫抑制效果，多用于维持缓解。需要强调的是，糖皮质激素的减量应遵循个体化原则，可根据血清生物化学指标和 IgG 水平改善情况进行适当调整，如患者改善明显可较快减量，而疗效不明显时可在原剂量上维持 2~4 周。

2. 泼尼松（龙）单药治疗

单药治疗适用于合并血细胞减少、巯基嘌呤甲基转移酶功能缺陷、妊娠或拟妊娠以及并发恶性肿瘤的 AIH 患者。已有肝硬化表现者多选择泼尼松（龙）单药治疗并酌情减少药物剂量。泼尼松（龙）单药治疗时初始剂量一般选择 40~60mg/d，并于 4 周内逐渐减量至 15~20mg/d。初始剂量可结合患者症状、血清氨基转移酶和 IgG 水平，特别是肝组织学炎症程度进行合理选择，可疑 AIH 诊断患者也可以单剂泼尼松（龙）进行试验性治疗。

多数患者与最初治疗的几周内症状迅速缓解，血清生化学治疗逐渐恢复，但也有部分患者需经数月治疗后才显示出疗效。通过合理治疗，患者缓解率可达 60%~80%，甚至可逆转肝纤维化。长期应用硫唑嘌呤需警惕骨髓抑制和并发肿瘤的风险。80% 的患者在停药数月或数年后复发，但是当再次实施初始计量的免疫抑制治疗后通常认可获得较好疗效。对标准治疗无效或不能耐受标准治疗不良反应的患者，可以选择二线治疗方案，目前已有应用吗替麦考酚酯（MMF）、环孢素 A、他克莫司、6 - 巯基嘌呤、甲氨蝶呤、抗肿瘤坏死因子等治疗难治性 AIH 的报道。

（二）肝移植

多数 AIH 患者对免疫抑制治疗反应良好，进入终末期 AIH 患者并不常见。一旦因治疗失败出现肝功能失代偿时，肝移植是最佳的治疗方案。对于起病即出现肝功能失代偿的患者，尤其是暴发性肝衰竭起病者，也可考虑肝移植。

第二节　原发性胆汁性胆管炎

原发性胆汁性胆管炎（曾用名原发性胆汁性肝硬化，PBC），是因肝内中小胆管慢性进行性非化脓性炎症而导致的胆汁淤积性肝病，多见于中老年女性。其发病机制尚不完全清楚，可能与遗传背景及环境因素相互作用所导致的异常自身免疫反应有关。患病率在不同国家及区域有明显的差异，约为 (3.5~5.4)/10 万，北美及欧洲明显高于亚洲。

【诊断要点】

（一）临床表现

早期 PBC 患者常无明显临床症状，仅表现为血清 ALP、GGT 升高和血脂异常，部分患者可仅有血清抗线粒体抗体（AMA）阳性，但血清生化检查可长达数年无异常。PBC 患者一旦出现临床症状，最常见的是乏力和皮肤瘙痒，随着疾病进展，可出现肝硬化和门脉高压的一系列并发症，如腹腔积液、食管胃底静脉曲张破裂出血以及肝性脑病等。与其他肝病相比，PBC 患者更易进展为门脉高压，门脉高压可见于疾病早期，甚至在肝硬化发生之前，可能与门静脉末支静脉闭塞消失所导致的结节再生性增生有关。

PBC 患者常见并发症有骨病（骨软化症和骨质疏松）、脂溶性维生素缺乏、高脂血症及脂肪泻等。80% 的患者还可并发其他自身免疫病，包括干燥综合征、类风湿关节炎、皮肌炎、混合结缔组织疾病及自身免疫性甲状腺疾病等。

（二）实验室检查

1. 血清生化检查

ALP 升高是本病最突出的生化异常，且可见于疾病早期及无症状患者。血清 GGT 亦可升高，但易受酒精、药物及肥胖等因素的影响。胆红素一般轻中度升高，以结合胆红素升高为主。ALT/AST 一般不超过正常上限 5 倍，如果患者血清氨基转移酶明显升高，则需进一步检查以除外其他病因。肝脏的合成功能至晚期才受影响，此外，85% 的患者胆固醇明显升高，当出现升高后再降低现象时提示预后不良。

2. 免疫学检查

AMA 是诊断 PBC 的特异性指标，尤其是 $AMA-M_2$ 亚型阳性率可达 90% ~ 95%；此外 50% 以上患者可检测到 ANA 阳性，对 PBC 较特异的 ANA 包括抗 GP210、抗 SP100、抗 P62、抗核板素 B 受体；血清 IgM 升高是本病的另一血清学特征，可达（2 ~ 5）× ULN，甚至更高。

3. 影像学检查

对已有胆汁淤积表现的患者，首先应通过腹部超声、CT、MRI 等检查与肝外胆管梗阻进行鉴别，若不能除外梗阻性疾病时可进一步行磁共振胰胆管造影（MRCP）检查，必要时可也采用有创的经内镜逆行胰胆管造影（ERCP）技术进行鉴别。

4. 肝穿刺活组织病理学

AMA 阳性且具备典型临床表现和生化异常的患者，肝组织活检对诊断并非必需。但是，对于 AMA 阴性或者合并氨基转移酶异常升高的患者，建议行肝穿病理学检查，以除外其他肝病；此外，肝组织活检有助于疾病的分期和预后判断。

（三）诊断标准

具有下述三条标准中的两条即可诊断 PBC。

1. 反映胆汁淤积的生化学指标如 ALP 升高。

2. 血清可检测到自身抗体 AMA 或 $AMA-M_2$。

3. 肝组织病理学符合 PBC。

【治疗原则】

1. 常规治疗原则

熊去氧胆酸（UDCA）是治疗 PBC 的首选药物，也是目前唯一被认为具有长期疗效的药物，可用于 PBC 病程中的任何时期，且一旦确诊为典型 PBC，患者应终身服用。UDCA 推荐剂量为 13 ~ 15mg/（kg·d）。贝特类药物（苯扎贝特、非诺贝特）以及奥贝胆酸可改善 PBC 患者的生化学指标，但其长期疗效尚需进一步的循证医学证据。

对单纯 AMA 阳性而不具备临床表现的早期 PBC 患者，可不予以治疗，但应注意随访；AMA 阴性 PBC 的治疗原则与 AMA 阳性 PBC 相同；对于 PBC/AIH 重叠综合征的患者，可采用 UDCA 与激素的联合治疗方案，待肝功能改善后可予 UDCA 单药长期治疗。

2. 对症及并发症治疗

莫达非尼可在一定程度上改善乏力。

考来烯胺是改善瘙痒的首选药物，推荐剂量为 4~16g/d。利福平具有促进胆汁酸代谢及分泌的功能，可在一定程度上减少胆汁淤积，减少瘙痒，可作为二线用药，但利福平也有可能诱发部分患者药物性肝损伤，甚至加重胆汁淤积。内源性阿片肽拮抗剂纳曲酮、抗抑郁药舍曲林可也被用于治疗顽固性皮肤瘙痒。

3. 肝移植

肝移植是治疗终末期 PBC 唯一有效的方式。PBC 患者肝移植后的效果相对较好，5年生存率约75%。移植后患者乏力、瘙痒及伴随疾病可迅速缓解，AMA 虽可持续存在或再现，但并不代表疾病复发。

第三节　原发性硬化性胆管炎

原发性硬化性胆管炎（PSC）是一种以特发性肝内外胆管炎症和纤维化导致多灶性胆管狭窄为特征、慢性胆汁淤积病变为主要临床表现的自身免疫性肝病。病因尚不明确，遗传易感性、自身免疫紊乱和反复细菌感染被认为是最主要的发病因素。PSC 可发病于任何年龄，发病高峰约为 40 岁，男女之比约为 2∶1。PSC 的患病率在国家及地域之间存在差异，比例（0.9~20）/10 万，北欧及北美明显高于亚洲。本病一旦出现临床症状后进展较快，易并发胆汁淤积性肝硬化、肝衰竭及胆管癌，此外，80%~90% 的 PSC 患者合并炎症性肠病，以溃疡性结肠炎最为常见。

【诊断要点】

（一）临床表现

PSC 患者临床表现多样，多起病隐匿。15%~55% 的患者诊断时无症状，仅在体检时因发现 ALP 升高而诊断或因炎症性肠病进行肝功能筛查时诊断，出现慢性胆汁淤积者大多数已有胆管狭窄或肝硬化；患者出现症状时，最常见的可能为乏力，但缺少特异性，常会被忽略而影响早期诊断；其他症状包括皮肤瘙痒，黄疸，消瘦，肝、脾大等；发热和上腹痛是合并细菌性胆管炎的表现；疾病进展时也可有门脉高压的表现。

PSC 可并发脂溶性维生素缺乏、脂肪泻、代谢性骨病等全身并发症以及胆结石、胆管梗阻性狭窄、细菌性胆管炎、胆管上皮癌等局部并发症；合并炎症性肠病的患者并发不典型增生及结肠癌的风险明显增加。

（二）辅助检查

1. 血清生化检查

PSC 的血清生化异常主要表现为胆汁淤积型改变，ALP、GGT 明显升高；血清氨基转移酶通常正常或轻度升高；显著升高的氨基转移酶水平需考虑存在急性胆管梗阻或重叠 AIH 可能；在病程初期胆红素、白蛋白、凝血功能常处于正常水平，随着病情进展上述指标可能出现异常。

2. 免疫学检查

30%～50%的患者可出现高γ-球蛋白血症，IgG 或 IgM 轻至中度升高，但免疫球蛋白的异常及其治疗过程中的转归对预后的提示并无明确意义；超过50%的患者血清中可检测出多种自身抗体，包括 ANA、pANCA、SMA、抗内皮细胞抗体、抗磷脂抗体等，但均缺乏诊断特异性。

3. 影像学检查

磁共振胰胆管造影（MRCP）检查为首选，对 PSC 的诊断阳性率可达 95%；有创的经内镜逆行胰胆管造影（ERCP）和经皮肝穿刺胆管造影（PTC）的诊断阳性率高达 97%。

4. 组织学检查

PSC 的临床诊断一般不依赖与肝组织学检查，但其有助于与其他疾病的鉴别和预后判断，尤其是对病变仅累及肝内小胆管而胆管造影正常的患者。

【治疗原则】

1. 药物治疗

有部分研究认为标准剂量的 UDCA 有助于改善血清生化学治疗，高剂量 UDCA 并不增加临床疗效，但目前各国际指南尚未将 UDCA 列入 PSC 治疗方案中，糖皮质激素仅被推荐用于 PSC/AIH 重叠综合征。

2. 内镜治疗

主要用于改善胆管显著性狭窄引起的胆汁淤积。内镜治疗的常用方法有括约肌切开、导管或球囊扩张和支架置入等，推荐首选胆管扩张方案。于气囊扩张后放置支架可延长疗效，但长期支架置入有增加合并细菌性胆管炎的机会，因此只有对经扩张治疗和胆汁引流效果欠佳的患者才考虑胆管支架置入。

3. 经皮治疗

如果 ERCP 操作失败或无法行 ERCP 时可行经皮胆管造影治疗，但该治疗耗时，且并发感染、肝动脉损伤、胆管出血及胆汁性腹膜炎等，通常仅作为 ERCP 之后的二线方法。

4. 手术治疗

通过胆管重建行胆肠内引流术虽然可以改善症状，缓解黄疸和胆管炎，但由于易诱发感染以及术后局部纤维组织细增生将给未来肝移植带来难度，因此目前已不建议通过外科手术进行引流。

5. 肝移植

由于缺乏有效的药物，肝移植是终末期 PSC 唯一有效的治疗手段。PSC 肝移植的适应证与其他肝病相似。肝移植后 5 年生存率 83%～88%。

（刘玉兰）

第二十六章　非酒精性脂肪性肝病

非酒精性脂肪性肝病（NAFLD）是一种除外大量饮酒与胰岛素抵抗和遗传易感密切相关的代谢性肝损伤疾病，是慢性肝脏疾病的重要病因之一。全球普通成人患病率6.3%~45%，我国高发地区患病率可达30%，55岁以内男性患病率较高，其后女性患病率明显增高。该病具体病因尚不明确，可能与肥胖症、2型糖尿病和代谢综合征相关。NAFLD病理学改变以大疱性或以大疱性为主的肝细胞脂肪变性为特征。NAFLD疾病谱包括非酒精性肝脂肪变、非酒精性脂肪性肝炎（NASH）、肝硬化和肝细胞癌。NASH患病率为10%~20%，根据肝组织活检是否存在纤维化分为F_0~F_4期，F_4期为肝硬化阶段，NASH相关肝硬化发病率为15%~25%。NAFLD患者的死亡风险主要是心血管疾病和恶性肿瘤，其次是肝脏事件。

NAFLD发病机制尚不明确，脂肪变性进展机制研究方向为游离脂肪酸的增加导致胰岛素抵抗进而加重疾病进展。目前推崇"二次打击"学说，涉及胰岛素抵抗、氧化应激、细胞凋亡、自噬等多方面因素作用结果，以及内质网应激和细胞因子介导的应激等机制参与，研究者称为"多重平行打击"学说，具体机制有待于进一步研究。

【诊断要点】

（一）临床表现

NAFLD初期起病隐匿，大部分患者（48%~100%）无任何症状，常见临床表现如下。

1. 乏力

乏力是最常见症状，常无明显诱因。

2. 消化道症状

腹胀、恶心较常见，程度轻重不一。

3. 肝区疼痛

肝区呈持续性隐痛或有上腹胀痛。

4. 体格检查

较常见的为肝大，部分伴有脾大、肝掌、蜘蛛痣及腹腔积液。

（二）实验室检查

1. 生化指标

血清丙氨酸氨基转移酶（ALT）、天门冬氨酸氨基转移酶（AST）、γ-谷氨酰转移酶（GGT）、三酰甘油（TG）水平正常或轻、中度升高，其中以ALT升高为主，ALT/AST>1。

2. 代谢风险因素

NAFLD和糖尿病互为因果，检测空腹胰岛素、糖化血红蛋白，必要时行OGTT试验，筛查糖尿病。稳态模型评估胰岛素抵抗指数（HOMA-IR）评价胰岛素敏感性。

3. 基因检测

PNPLA3 I148M 和 *TM6SF2 E167K* 变异基因型与 NAFLD 及其严重程度相关。

（三）辅助检查

1. 腹部 B 超

超声是应用最为广泛的影像学检查方式，脂肪肝具有前场回声增强、远场回声衰减、肝内管道结构显示不清楚等特征，可同时判断有无肝硬化、肝癌、肝内外胆管结石，但对轻度脂肪肝敏感性低。

2. 肝弹性

FibroScan 瞬时弹性目前应用广泛，同时测定受控衰减参数（CAP）和肝脏弹性值（LSM）检测肝脂肪变和纤维化程度，准确区分肝脂肪变程度，但受 BMI、皮肤至肝包膜距离、肝脏炎症等指标的影响较大。

3. X 线计算机断层摄影术（CT）检查

肝脏密度 CT 值低于脾脏，肝/脾 CT 平扫密度比值≤1，根据肝/脾 CT 密度比值可判断脂肪性肝病的程度，主要用于弥漫性脂肪肝伴有正常肝岛以及局灶性脂肪肝和肝脏占位性病变诊断。

4. MRI 检查

MRI – 质子密度脂肪含量测定（PDFF）可检出 5% 以上肝脂肪变，敏感性较高，但价格昂贵，较难普及。

5. 组织学检查

肝穿刺活组织检查是确诊 NAFLD 的金标准，可准确评估肝脂肪变、肝细胞损伤、炎症坏死和纤维化程度，也是判断预后最敏感和特异的方法。

（四）诊断要点

1. 无饮酒史或饮酒折合乙醇量男性每周 < 140g，女性每周 < 70g，除外基因 3 型 HCV 感染、自身免疫性肝炎、肝豆状核变性、药物性肝病等其他原因的肝病。

2. NAFLD 无特异性症状和体征，大部分因发现血清 ALT 和 GGT 增高或者影像学检查示弥漫性脂肪肝。

3. 评估定量脂肪变和肝纤维化程度，判断有无代谢和心脑血管危险因素及并发症。

4. 肝脏影像学表现符合弥漫性脂肪性肝病的影像学诊断标准。

5. 肝活体组织检查组织学改变符合脂肪性肝病的病理学诊断标准。

【治疗原则】

首要目标是减肥和改善 IR，预防和治疗 MetS、T_2DM 及其相关并发症，减轻疾病负担、改善患者生活质量并延长寿命；次要目标是减少肝脏脂肪沉积，避免"附加打击"导致 NASH 和慢加急肝功能衰竭，进一步阻止肝病向肝硬化、肝细胞癌及其并发症方向进展。

1. 一般治疗

改变不良生活方式、合理饮食、减轻体重和适当锻炼是治疗 NAFLD 的基础。饮食方面，以摄入单不饱和脂肪酸为主的地中海式饮食模式被认为是最佳选择，在逆转和减轻 NAFLD 同时还可减少心脑血管事件发生。合理饮用咖啡，避免过量果糖、酒精摄入。减重超过 7% ~10% 可改善预后，减轻体重以每周下降 0.5~1.0kg 为最佳，体重下降过快易适得其反。具体运动方式及类型无特殊，但需长期坚持锻炼，最低运动量为每周 5 天（每次至少 30 分钟）中等强度运动或者每周 3 天（每次至少 20 分钟）的剧烈运动。

2. 药物治疗

高风险的肝硬化进展期（NAS 评分 >4 分）、明显肝纤维化 >2 期和肝硬化代偿期患者需药物干预，目前尚未有临床数据明确肝纤维化 1 期患者是否需要药物干预。建议选择 1 种保肝药，疗程至少 1 年，临床常用的为双环醇、水飞蓟宾、多烯磷脂酰胆碱和甘草酸制剂等。组织学已证实有效的药物包括维生素 E、吡格列酮和利拉鲁肽。间接获益的药物包括：二甲双胍、他汀类降脂药。其他处于临床研究阶段的药物包括：熊去氧胆酸、ω-3 脂肪酸和己酮可可碱。

3. 手术治疗

减肥手术主要适用于体重指数超过 $40kg/m^2$ 的病态肥胖或肥胖合并 2 型糖尿病、主动脉高压或阻塞性睡眠呼吸暂停综合征患者，可改善 NASH 及延缓肝纤维化进展。NASH 相关肝硬化、肝癌、肝衰竭患者可进行肝移植手术，NAFLD 将成为未来 10 年内肝脏移植的主要适应证，但术后复发率高达 50%。

（徐有青）

第二十七章　酒精性肝病

酒精性肝病（ALD）是由于长期大量饮酒导致的肝脏疾病。初期通常表现为脂肪肝，可进展成酒精性肝炎、肝纤维化和肝硬化。短期内严重酗酒可诱发急性广泛肝细胞坏死，甚至引起肝衰竭。本病在欧美国家常见，近 20 年来，在我国的发病率呈上升趋势，据地区流行病学调查结果，我国成人的患病率为 4%～6%。

酒精性肝病的病因明确，即饮酒。乙醇在胃内可有缓慢的扩散吸收，但主要吸收部位在十二指肠和回肠上段。乙醇渗透细胞的速度非常缓慢，而扩散速度迅速，与血管分布成正比，因此，在脑、肺、肝等器官，乙醇很快达到平衡。90%～95% 的乙醇通过氧化成水和二氧化碳，另有约 2%～10% 经呼吸道、尿液和汗腺以原形排出。

乙醇损伤肝脏机制复杂，可能涉及乙醇及中间代谢产物乙醛对肝脏的直接毒性作用、氧化应激、肠源性内毒素血症、Kupffer 细胞活化、促炎因子释放、铁沉积等多种因素。酒精性肝损伤的危险因素如下。①饮酒量：乙醇造成的肝损伤具有阈值效应，即达到一定饮酒量或饮酒年限，会大大增加肝损伤风险；②酒精饮料的种类（白酒、啤酒、葡萄酒等）及饮酒方式（如空腹饮酒、伴有进餐的饮酒）；③性别：女性对乙醇介导的肝毒性更敏感；④种族、遗传、个体差异：汉族人群的易感基因乙醇脱氢酶 *ADH2*、*ADH3* 和乙醛脱氢酶 *ALDH2* 的等位基因频率以及基因型分布不同于西方国家，可能是中国嗜酒人群和酒精性肝病的发病率低于西方国家的原因之一；⑤是否伴有营养不良或其他肝病。

【诊断要点】

（一）临床表现

临床表现因肝组织损伤的严重程度不同有明显的差异，患者可在较长的时间内没有症状和体征。

大多数酒精性脂肪肝患者无不适症状，少数出现乏力、食欲不振、右上腹隐痛等表现。

酒精性肝炎的临床表现与组织学损伤程度有关，短期大量饮酒引起肝炎者，可有食欲不振、恶心、呕吐、肝区疼痛、乏力等症状，严重者出现发热、黄疸、肝大伴触痛，可进展成肝衰竭。

酒精性肝硬化除了肝功能减退和门静脉高压的表现，还伴有慢性酒精中毒症状，如精神-神经症状、慢性胰腺炎等。

（二）实验室检查

血清天冬氨酸氨基转移酶（AST）、丙氨酸氨基转移酶（ALT）、γ-谷氨酰转肽酶（GGT）、总胆红素（TBil）、凝血酶原时间（PT）、平均红细胞容积（MCV）和缺糖转铁蛋白（CDT）等指标升高。其中 AST/ALT > 2、GGT 升高、MCV 升高为酒精性肝病的特点，而 CDT 测定虽然较特异但临床未常规开展。禁酒后这些指标可明显下降，通常 4 周内基本恢复正常（但 GGT 恢复较慢），有助于诊断。

（三）辅助检查

1. 影像学检查

（1）腹部超声：是目前最常用的酒精性脂肪肝诊断方法，具有无辐射、无创伤、价格低廉等优点，可作为首选。超声无法敏感识别 30% 以下的肝脂肪变，不能区分单纯性脂肪肝与脂肪性肝炎。

（2）腹部 CT：脂肪肝表现为弥漫性肝密度降低，0.7 < 肝/脾 CT 比值 ≤ 1.0 者为轻度，0.5 < 肝/脾 CT 比值 ≤ 0.7 者为中度，肝/脾 CT 比值 ≤ 0.5 者为重度。可以鉴别肝癌或者局部脂肪沉积，但 CT 存在辐射且很难评估肝纤维化。

（3）肝脏瞬时弹性成像：可同时评价肝硬度和肝脂肪变程度 2 个指标。能检出仅有 5% 的肝脂肪变性，特异性高、稳定性好，可作为无创肝纤维化评估的首选检测。

（4）腹部 MRI：磁共振质谱成像，可以无创、定量评价肝脂肪含量，但是费用昂贵并且需要特殊设备，限制了临床应用范围。

2. 病理学检查

肝组织活检是确定酒精性肝病及分期的可靠方法，也是判断其严重程度和预后的重要依据。

（四）诊断要点

表 27-1　酒精性肝病诊断要点

符合第 1、2、3 项和第 5 项或第 1、2、4 项和第 5 项可诊断酒精性肝病；仅符合第 1、2 项和第 5 项可疑诊酒精性肝病。符合第 1 项，同时有病毒性肝炎现症感染证据者，可诊断为酒精性肝病伴病毒性肝炎
1. 有长期饮酒史，一般超过 5 年，折合乙醇量男性 ≥40g/d，女性 ≥20g/d；或 2 周内有大量饮酒史，折合乙醇量 >80g/d。乙醇量（g）换算公式 = 饮酒量（ml）× 乙醇含量（%）×0.8 2. 临床症状为非特异性，可无症状或有右上腹胀痛、食欲不振、乏力、体重减轻、黄疸等；随着病情加重，可有神经 - 精神症状和蜘蛛痣、肝掌等表现 3. 符合酒精性肝病实验室特点 4. 肝脏 B 超、瞬时弹性成像、CT 检查有典型表现 5. 排除嗜肝病毒现症感染以及药物、中毒性肝损伤和自身免疫性肝病等

表 27-2　酒精性肝病临床分型诊断

符合酒精性肝病临床诊断标准者，其临床分型诊断如下
1. 轻症酒精性肝病　肝脏生物化学指标、影像学和组织病理学检查基本正常或轻微异常 2. 酒精性脂肪肝　影像学诊断符合脂肪肝标准，血清 ALT、AST 或 GGT 可轻微异常 3. 酒精性肝炎　可有发热、黄疸、肝大等临床表现，血清 ALT、AST 升高和血清 TBIL 明显增高，外周血中性粒细胞升高。重症酒精性肝炎是指酒精性肝炎患者出现肝衰竭的表现，如凝血机制障碍、黄疸、肝性脑病、急性肾衰竭、上消化道出血等，常伴有内毒素血症 4. 酒精性肝纤维化　临床表现、超声和 CT 检查常无特征性改变。应结合饮酒史、瞬时弹性成像、MRI、血清纤维化标志物等综合评估，有条件需做肝组织活检 5. 酒精性肝硬化　有肝硬化的临床表现和血清生物化学指标的改变

【治疗原则】

酒精性肝病的治疗基于不同阶段有特定的目标，但总的原则是：戒酒和营养支持，

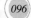

减轻酒精性肝病的严重程度，改善已存在的继发性营养不良，对症治疗酒精性肝硬化及其并发症。

（一）戒酒

戒酒是酒精性肝病最重要的治疗措施。戒酒可以改善预后及肝脏损伤的组织学，降低门静脉压力，减少纤维化的进程。66% 的戒酒患者在 3 个月后症状即有明显的改善。酒精性脂肪肝，戒酒 4~6 周后脂肪肝可停止进展，最终恢复正常。彻底戒酒可使轻、中度的酒精性肝炎临床症状、血清氨基转移酶升高乃至病理学逐渐减轻。戒酒过程中应注意防治戒断综合征。

（二）营养支持

严重的蛋白及热量缺乏在酒精性肝炎和肝硬化患者中很常见，营养不良的严重程度和疾病的严重程度及预后相关。因此，需在戒酒的基础上提供高蛋白、低脂饮食，并注意补充多种维生素、微量元素及叶酸等。

（三）药物治疗

1. 糖皮质激素

可改善重症酒精性肝炎（有脑病者或 Maddrey 指数 >32）患者的生存率。建议泼尼松龙 40mg/d、使用 4 周，然后减量维持 2~4 周或者停药。治疗 7 天后进行 Lille 评分及早识别皮质类固醇无应答者。注意激素的禁忌证：并发胰腺炎、消化道出血、肾衰竭或活动性感染等。对于 Maddrey 指数 >54 的患者，激素治疗可能弊大于利，会引起更高的死亡率。

2. 己酮可可碱

多用于 Maddrey 指数 >32，但有激素禁忌证的患者。

3. 保肝药物

可选用多乙烯磷脂酰胆碱、甘草酸制剂、水飞蓟宾类、还原型谷胱甘肽、双环醇、S－腺苷蛋氨酸等药物，但不宜同时应用多种抗炎保肝药物，以免加重肝脏负担及因药物间相互作用而引起不良反应。

4. 美他多辛

可加速乙醇从血清中清除，有助于改善乙醇中毒症状和行为异常。

5. 抗肝纤维化中成药

在我国应用活血化瘀中药治疗慢性肝病已经有悠久的历史，如丹参、当归、川芎、赤芍等可用于酒精性肝炎、肝纤维化的治疗。

（四）肝移植

重症酒精性肝炎或晚期失代偿肝硬化患者 ［Child－Pugh 评分 11~15 分和（或）MELD≥15 分］可考虑肝移植，但要求患者肝移植前戒酒 3~6 个月，并且无其他脏器的严重酒精性损害。

（徐有青）

第二十八章　肝硬化

　　肝硬化是各种慢性肝病引起的以弥漫性纤维组织、假小叶及再生结节为特征的一种肝脏病理改变。临床上分为代偿期和失代偿期，代偿期无明显症状，失代偿期主要有肝功能减退和门静脉高压的相关症状和体征，病情严重的患者主要死于食管胃底静脉曲张出血、肝性脑病、肝肾综合征及感染等并发症。肝硬化的病因包括病毒性肝炎、酒精性肝炎、非酒精性脂肪性肝炎、胆汁淤积、肝脏静脉回流受阻、遗传和代谢性肝病、药物或工业毒物、自身免疫性肝病以及血吸虫病等。我国最常见的肝硬化是乙型肝炎肝硬化，其次是酒精性肝硬化，欧美国家最常见的肝硬化是酒精性肝硬化。

【诊断要点】

（一）临床表现

　　临床上肝硬化被分为失代偿期和代偿期，代偿期肝硬化症状轻且无特异性，失代偿期肝硬化临床表现明显，主要有肝功能减退和门静脉高压的相关症状和体征，晚期可出现多种并发症。

1. 症状

　　全身症状包括乏力、消瘦及不规则低热；消化道症状包括食欲减退、腹胀、恶心、呕吐及腹泻等；出血相关症状包括牙龈及鼻腔出血、皮肤紫癜及女性月经过多等；内分泌紊乱相关症状包括男性性功能减退、女性闭经及不孕等；门静脉高压相关症状包括食管胃底静脉曲张破裂出血引起的呕血及黑粪、脾功能亢进症所致贫血引起的皮肤黏膜苍白以及腹腔积液引起的腹胀等。

2. 体征

　　肝病病容即面色黝黑而无光泽；皮肤巩膜黄染；肝掌、蜘蛛痣；男性乳房发育增大；腹部膨隆，腹壁静脉曲张，肝、脾大，腹部移动性浊音阳性；下肢水肿等。

3. 并发症

　　包括上消化道出血、胆石症、感染、门静脉血栓形成、电解质和酸碱平衡紊乱、肝肾综合征、肝肺综合征、原发性肝细胞癌及肝性脑病等。

（二）辅助检查

1. 血常规检查

　　消化道出血时常有不同程度的红细胞计数减少，脾功能亢进症时白细胞、红细胞和血小板计数减少。

2. 粪常规检查

　　消化道出血时可出现黑便或血便及粪隐血试验阳性。

3. 肝功能检查

　　氨基转移酶及胆红素可正常或异常，病情严重的患者常有肝脏储备功能异常，表现为白蛋白、胆碱酯酶及凝血功能等异常。

4. 血清免疫学检查

乙型和丙型肝炎病毒相关抗原或抗体及自身免疫性肝病相关抗体检查有助于明确肝硬化的病因；甲胎蛋白检测有助于筛查原发性肝细胞癌。

5. 影像学检查

食管钡餐检查有助于发现胃底和食管静脉曲张。腹部 B 超能显示肝脏表面不光滑、肝叶比例失调、肝实质回声不均匀等肝硬化改变以及脾大、门静脉扩张和腹腔积液。CT 和 MRI 除能发现 B 超显示上述肝硬化相关的表现外，在诊断原发性肝癌方面优于B 超。

6. 内镜检查

不仅能明确有无食管胃底静脉曲张及静脉曲张程度，而且对胃底及食管胃底静脉曲张破裂出血也是预防和治疗的一种重要手段。

7. 肝穿刺活组织检查

主要用于代偿期肝硬化的早期诊断、肝硬化结节与肝癌鉴别困难的患者。

8. 腹腔积液检查

对新近出现腹腔积液、原有腹腔积液迅速增加原因未明及疑似合并自发性细菌性腹膜炎的患者均应做腹腔穿刺，腹腔积液检查应包括常规检查、白蛋白、腺苷脱氨酶测定、细菌培养及细胞学检查。血清－腹腔积液白蛋白梯度（SAAG）对判断腹腔积液的性质非常重要，如果 SAAG > 11g/L，则为漏出液，如果 SAAG < 11g/L，则为渗出液。腹腔积液 WBC > 500/μl 或中性粒细胞数 > 250/μl 可诊断自发性细菌性腹膜炎。腹腔积液细胞学检查有助于恶性腹腔积液的诊断。

9. 肝静脉压力梯度测定

经颈静脉插管测定的肝静脉楔入压与游离压之差为肝静脉压力梯度，它可以反映门静脉压力，大于 10mmHg 则为门脉高压症。

（三）诊断要点

代偿期肝硬化的临床诊断常有困难，近年来问世的肝脏硬度检测仪器对代偿期肝硬化的诊断具有较高的诊断价值，如果其仍不能明确诊断，可进行肝活组织检查，如果肝组织有假小叶形成则可确诊为本病。失代偿期肝硬化诊断并不困难，主要依据如下：①有病毒性肝炎、酒精性肝病等慢性肝病病史；②有肝功能减退和门静脉高压的临床表现；③血清白蛋白下降、胆碱酯酶下降及凝血功能异常等肝脏储备功能减退的相关实验室检查结果异常；④影像学提示肝硬化以及内镜发现食管、胃底静脉曲张。

【治疗原则】

治疗原则主要包括针对病因治疗、阻止或延缓疾病进展、积极防治并发症以及肝移植。

（一）一般治疗

1. 休息

代偿期患者适当活动以不感觉疲劳为宜，失代偿期尤其是出现并发症时应卧床休息。

2. 饮食

对于营养不良的患者，应加强营养治疗，包括给予高热量、高蛋白（肝性脑病时除外）和维生素丰富而易消化的食物，有食管静脉曲张者避免进食粗糙、坚硬食物。

3. 支持疗法

对于病情重、进食少以及营养状况差的患者，应通过静脉纠正水电解质平衡、补充营养，必要时输注白蛋白或血浆。

（二）病因治疗

1. 酒精性肝硬化

戒酒。

2. 乙型肝炎肝硬化

只要肝硬化血清可以查出乙型肝炎病毒，都应该进行抗乙肝病毒治疗，临床上常用药物包括恩替卡韦和替诺福韦酯，应长期或终身应用。

3. 丙型肝炎肝硬化

对有丙型肝炎病毒的患者，不论是代偿期还是失代偿期均应进行抗病毒治疗，目前治疗丙型肝炎病毒的药物是直接抗病毒药物（DAA），这类药物对治疗丙型肝炎病毒非常有效。

（三）腹水的治疗

1. 限制钠和水的摄入

食盐应控制在 $4 \sim 6g/d$，有稀释性低钠血症（$<125mmol/L$）者，水摄入量应控制在 $500 \sim 1000ml/d$。

2. 利尿剂

经限钠和限水治疗无效或腹腔积液量较大的患者应使用利尿剂。目前多主张联合应用保钾利尿剂和排钾利尿剂，即螺内酯联合呋塞米，开始螺内酯 $100mg/d$ + 呋塞米 $40mg/d$，$3 \sim 5$ 天；如无效，两者按 $100:40$ 比例递增（最大剂量螺内酯 $400mg/d$，呋塞米 $160mg/d$）。理想的利尿效果为无下肢水肿者每天体重减轻 $0.3 \sim 0.5kg$，有下肢水肿者每天体重减轻 $0.8 \sim 1kg$。

3. 提高血浆胶体渗透压

对低蛋白血症患者，酌情输注白蛋白或血浆。

4. 难治性腹腔积液的治疗

经最大剂量利尿剂治疗无效的患者被称为难治性腹腔积液，其主要治疗方法如下。①大量排放腹腔积液加输注白蛋白：每次放腹腔积液不超过 4L，同时输注白蛋白 $8 \sim 10g/L$ 腹腔积液；②自身腹腔积液浓缩回输；③经颈静脉肝内门体分流术（TIPS）：即在肝内门静脉分支与肝静脉分支间建立分流通道从而降低门静脉压，不仅能有效治疗难治性腹腔积液，而且对门静脉高压引起的其他并发症也有效，但该方法易诱发肝性脑病；④肝移植治疗。

（四）食管胃底静脉曲张破裂出血的防治

1. 急救措施

包括禁食、卧床、保持气道通畅、迅速建立静脉通道输液或输血以维持稳定的循环血容量；密切监测生命体征及出血情况。

2. 止血措施

（1）降门静脉压力药物：生长抑素（首次 $250\mu g$ 静脉推注，$250\mu g/h$ 持续静脉滴注）或奥曲肽（首次 $100\mu g$ 静脉推注，$25\sim50\mu g/h$ 持续静脉滴注），$3\sim5$ 天。

（2）内镜治疗：食管静脉曲张有活动出血者可进行硬化剂治疗，无活动出血者可进行套扎治疗，胃底静脉出血可进行注射组织粘合剂治疗。

（3）TIPS：急性大出血止血成功率高，对于大出血及估计内镜止血效果不好的患者应在 3 天内进行 TIPS 治疗。

（4）气囊压迫术：在药物治疗无效且无内镜和 TIPS 治疗条件者可用三腔二囊管压迫止血治疗。

3. 首次出血的预防

主要是针对中重度静脉曲张伴有红色征的患者。①病因治疗；②非选择性 β 受体阻滞剂：常用药物为普萘洛尔，开始为 $10mg/d$，逐渐每天增加 $10mg$ 至静息心率降为基础心率 75% 左右，或心率不低于 55 次/分；③内镜下治疗：如果普萘洛尔无效或不能耐受或有禁忌证者，可考虑采取内镜下食管曲张静脉套扎术或硬化剂注射治疗。

4. 再次出血的预防

第一次出血后再出血发生率高且死亡率高，因此应积极采取措施预防再出血。方法包括非选择性 β 受体阻滞剂和内镜下治疗。

5. 自发性细菌性腹膜炎的治疗

（1）抗生素治疗：应选择肝脏毒性小、主要针对肠道革兰阴性菌并兼顾阳性杆菌的广谱抗生素，临床常用的为头孢三代或喹诺酮类菌素，疗程不少于 2 周。

（2）静脉输注白蛋白：能降低肝肾综合征发生率，提高抗生素的疗效。

6. 肝性脑病的治疗

详见第二十九章。

7. 肝肾综合征的治疗

（1）积极防治肝肾综合征的诱发因素。

（2）避免使用肾毒性药物。

（3）输注白蛋白：第 1 天，$1g/(kg\cdot d)$，之后 $20\sim40g/d$，持续 $5\sim10$ 天。

（4）应用血管活性药物：特利加压素 $0.5\sim1mg$，$4\sim6$ 小时一次。

（5）TIPS：可减少缓进型向急进型转化，并提高急进型患者的生存率。

（6）肝移植：是治疗肝肾综合征的有效方法。

8. 肝肺综合征

能改善患者低氧血症，是治疗肝肺综合征的有效方法。

9. 门静脉高压症的手术治疗

包括各种断流、分流术和脾切除术等，但应慎重选择病例和手术时机。

10. 肝移植

晚期肝硬化尤其是经内科治疗无效的一些严重并发症患者可选择肝移植治疗。

（张　川）

第二十九章　肝性脑病

肝性脑病（HE）是一种由于急、慢性肝功能严重障碍和（或）门静脉－体循环分流异常所致的以代谢紊乱为基础的神经－精神异常综合征，其主要临床表现为神经功能紊乱、运动及反射异常。我国肝性脑病最常见的原因是各种原因引起的肝硬化，其次是各种原因引起的急性及亚急性肝衰竭，少见原因为各种原因引起的单纯门静脉－体循环分流异常。肝性脑病的诱发因素包括消化道出血、各种感染、高蛋白饮食、低钾性碱中毒、便秘、低血糖以及使用安眠药等镇静类药物。

【诊断要点】

（一）临床表现

肝性脑病的临床表现主要为高级神经中枢的功能紊乱以及运动和反射异常。根据临床表现和脑电图改变，肝性脑病的临床过程被分为以下五期。

0 期（潜伏期）：又称轻微肝性脑病，无行为性格的异常，无神经系统病理征，脑电图正常；心理测试和智力测试检查有轻微异常。

1 期（前驱期）：轻微性格改变和精神异常，如焦虑、欣快、激动、淡漠、睡眠倒错、健忘等；可以有扑翼样震颤，脑电图多数正常。

2 期（昏迷前期）：嗜睡、行为异常、言语不清、书写障碍及定向力障碍；有反射亢进、肌张力增高、踝阵挛及巴氏征阳性等神经体征；有扑翼样震颤，脑电图有特异性异常。

3 期（昏睡期）：昏睡但能唤醒，唤醒时尚能应答，常有神志不清或幻觉；各种神经体征持续或加重；有扑翼样震颤，肌张力高，腱反射亢进，锥体束征常阳性，脑电图有异常波形。

4 期（昏迷期）：昏迷，不能唤醒，不能合作而无法引出扑翼样震颤；浅昏迷时腱反射和肌张力亢进；深昏迷时各种反射消失，肌张力降低。脑电图明显异常。

（二）辅助检查

1. 血氨

慢性肝性脑病患者多有血氨升高，急性肝性脑病患者血氨可以正常。正常人空腹静脉血氨为 $18 \sim 72 \mu mol/L$，动脉血氨含量为静脉的 $0.5 \sim 2$ 倍，动脉血氨稳定，因此，监测动脉血氨更有意义。

2. 脑电图

正常脑电图呈 α 波，每秒 $8 \sim 13$ 次；$2 \sim 3$ 期的患者为 θ 波或三相波，每秒 $4 \sim 7$ 次，4 期患者为高波幅的 δ 波，每秒少于 4 次；但脑电图异常特异性不强，其他疾病也可出现类似改变。

3. 诱发电位

诱发电位包括视觉诱发电位、听觉诱发电位和躯体诱发电位，主要用于轻微肝性脑病的诊断和研究，其中听觉诱发诊断肝性脑病的效能最好。

4. 心理智能测验

推荐使用肝性脑病心理学评分（PHES）诊断轻微型肝性脑病。PHES包括数字连接试验 – A（NCT – A）、数字连接试验 – B（NCT – B）、数字符号试验（DST）、轨迹描绘试验（LTT）和系列打点试验（SDT）5个子测试项目，其中 NCT – A 及 DST 两项测试方法同时阳性即可诊断轻微型肝性脑病，但这两项方法均受年龄和教育程度的影响，因此，测试结果要参考相应年龄和教育程度的健康对照者。

5. 影像学检查

急性肝性脑病患者进行头部 CT 或 MRI 检查时可发现脑水肿。慢性肝性脑病患者则可发现有不同程度的脑萎缩。

（三）诊断要点

1. 有严重肝病和（或）门静脉 – 体循环分流异常相关疾病病史及其临床表现。
2. 有高级神经功能紊乱、运动及反射异常表现或 NCT – A 和 DST 检查异常。
3. 有明显肝功能异常的实验室表现和（或）门静脉高压的相关影像学表现。
4. 排除精神疾病、中毒性脑病、代谢性脑病以及颅内器质性疾病等。

【治疗原则】

1. 去除或治疗诱因

包括控制消化道出血、预防和治疗感染、纠正电解质和酸碱平衡失调以及慎用镇静药物和致肝损伤的药物等。

2. 营养支持治疗

按个体化原则给予蛋白质营养支持治疗，1、2 期患者应限蛋白饮食，开始为 20g/d，可逐渐增加至 1g/（kg·d）；3、4 期患者应禁食蛋白质，神志清楚后从蛋白质 20g/d 开始逐渐增加至 1g/（kg·d）。宜选用植物蛋白，因其产氨少，含支链氨基酸较多；给予葡萄糖及脂肪等治疗以保证能量供应，并注意补充各种维生素。

3. 减少肠道毒素的形成和吸收

肠道来源的氨在肝性脑病的发病机制中起重要作用，减少肠道氨的形成和吸收是治疗肝性脑病的重要措施。

（1）乳果糖：是治疗肝性脑病的一线药物。乳果糖在肠道内，一方面被乳酸菌及厌氧菌分解为乳酸和醋酸，降低肠道 pH，促进氨吸收；另一方面抑制产氨细菌生长，氨生成减少；此外，乳果糖具有导泻作用，还能促进肠道其他毒性物质随粪便排出。用法：剂量 30ml，3 次/天，口服或鼻饲，剂量调整至以大便 2~3 次/天为宜，常见不良反应为饱胀，有腹痛、恶心、呕吐；昏迷患者不能口服的，可用浓度为 33.3% 乳果糖保留灌肠。

（2）口服抗生素：通过抑制肠道产尿素酶细菌从而减少氨生成。常用的抗生素有新霉素、甲硝唑以及利福昔明。利福昔明抗菌谱广、作用强、口服不吸收，每日剂量为 1.2g，分 2~3 次口服。

（3）益生菌制剂：某些有益菌通过抑制有害菌生长从而减少肠道氨的生成，因此，可能有一定作用。

4. 其他药物

L – 鸟氨酸 – L – 门冬氨酸能促进体内尿素循环而降低血氨，每日静脉注射 20g 能改善症状，其不良反应为恶心、呕吐。氟马西尼对部分 3~4 期患者具有促醒作用，其疗效有限。支链氨基酸的疗效尚有争议。

5. 人工肝支持

具有一定疗效，但疗效是暂时的，因此，主要用于急性肝衰竭患者，为肝移植赢得时间。

6. 肝移植

对于严重和顽固性的肝性脑病可进行肝移植治疗。

（张　川）

第三十章 肝肾综合征

肝肾综合征（HRS）是肝硬化或其他严重肝病时发生的一种预后极差的严重并发症，以肾衰竭、血流动力学改变和内源性血管活性系统激活，肾动脉显著收缩导致肾小球滤过率降低为特征，临床以少尿、无尿及血尿素氮、肌酐升高等为主要表现，但肾脏无器质性病变。

【诊断要点】

2007 年国际腹水俱乐部再一次对 HRS 的诊断标准进行了修订，2009 年《美国肝病学会成人肝硬化腹腔积液处理指南》及 2010 年《欧洲肝病学会肝硬化腹腔积液、自发性细菌性腹膜炎、肝肾综合征临床实践指南》均引用了此诊断标准，新的 HRS 诊断标准如下。

1. 肝硬化合并腹腔积液。

2. 血清肌酐（Scr）> 133 μmol/L。

3. 排除休克。

4. 停利尿剂至少 2 天以上并经白蛋白扩容后血肌酐值没有改善（未降至 133 μmol/L 以下），白蛋白推荐剂量为 1g/（kg·d），最大量为 100g/d。

5. 目前或近期没有应用肾毒性药物。

6. 排除肾实质性疾病，肾实质性病变为以下标准：尿蛋白 > 0.5g/d、尿红细胞 > 50 个/HP 和（或）超声下肾实质病变。

肝肾综合征分为两型。①肝肾综合征Ⅰ型：为急性型，以肾功能急剧恶化为其主要临床特征。标准：2 周内血肌酐（Scr）超过原水平 2 倍至 > 226 μmol/L（2.5mg/dl）。②肝肾综合征Ⅱ型：呈现出中等程度的肾功能损伤，Scr 133 ~ 226 μmol/L。进展较缓慢，较长时间内可保持稳定，常自发性发生，自发性腹膜炎等亦可为诱发因素。

【治疗原则】

（一）一般支持疗法

食用低蛋白、高糖和高热量饮食，以降低血氨、减轻氮质血症，并使机体组织蛋白分解降至最低限度；肝性脑病患者应严格限制蛋白摄入，并给予泻剂、清洁灌肠以清洁肠道内含氮物质；积极治疗肝脏原发病及其他并发症（如上消化道出血、肝性脑病），维持水、电解质酸碱平衡；如继发感染，应积极控制感染，宜选用三代头孢菌素，避免使用氨基糖苷类等肾毒性较大的抗生素；应密切监测尿量、液体平衡、动脉压以及生命体征。

（二）药物治疗

1. 特利加压素

2010 年欧洲肝病学会关于腹腔积液、自发腹膜炎以及肝肾综合征的指南建议特利加

压素 [1mg/（4~6）h，静脉推注] 联合白蛋白作为 I 型 HRS 的一线用药，对于改善患者的短期生存率有较好疗效。其治疗目标是：充分改善肾功能至 Scr < 133μmol/L（1.5mg/dl）（完全应答）。如治疗 3 天后，Scr 未能下降 25%，则应将特利加压素的剂量逐步增加，直至最大剂量 [2mg/（4~6）h]；对于部分应答患者（Scr 未降至 133μmol/L 以下）或 Scr 未降低的患者，应在 14 天内终止治疗。特利加压素联合白蛋白治疗对 II 型 HRS 患者的有效率达 60%~70%，但尚无足够数据评价该治疗对临床转归的影响。特利加压素治疗的禁忌证包括缺血性心血管疾病，对于应用特利加压素治疗的患者应密切监测心律失常的发生、内脏或肢端缺血体征以及液体超负荷。停止特利加压素治疗后复发的 I 型 HRS 相对少见，可再次给予特利加压素治疗，且通常仍有效。

2. 米多君、奥曲肽、去甲肾上腺素

2009 年美国肝病学会成人肝硬化腹水处理指南关于 HRS 部分建议 I 型 HRS 可应用米多君加奥曲肽，并联合白蛋白治疗；该指南同时指出去甲肾上腺素联合白蛋白在一些研究中同样有效。米多君初始剂量为 2.5~7.5mg/8h，口服，可增大至 12.5mg/8h。去甲肾上腺素使用剂量为 0.5~3mg/h 持续静脉点滴。奥曲肽初始剂量为 100μg/8h，皮下注射，剂量可增大至 200μg/8h。

3. 其他药物

持续应用小剂量多巴胺 3~5μg/（kg·min）可直接兴奋肾小球多巴胺受体，扩张肾血管，增加肾血流灌注，使尿量增多，单独应用多巴胺并不能使肾小球滤过率显著改善，与白蛋白和缩血管药物联合应用才可使肾功能得到一定改善。

（三）控制腹腔积液

支持 I 型 HRS 患者应用腹腔穿刺放液的数据尚少，但如果存在张力性腹腔积液，腹腔穿刺放液联合白蛋白输注有助缓解患者症状。对于 II 型 HRS 患者，适度腹腔穿刺放液可减轻腹内压、肾静脉压力和暂时改善肾血流动力学，但大量放腹腔积液，特别是不补充白蛋白或血浆扩容，可诱发或加重肾衰竭。

（四）经颈静脉肝内门体分流术

经颈静脉肝内门体分流术（TIPS）是应用介入放射技术建立门静脉－肝静脉分流，对于提高肾小球滤过率，改善肾功能有肯定疗效。虽然 TIPS 支架置入可改善部分患者的肾功能，但目前尚无足够证据支持 TIPS 用于 I 型 HRS 的治疗，而有研究表明在 II 型 HRS 患者中 TIPS 可改善肾功能并控制腹腔积液。由于 TIPS 可使肝窦血流减少、诱发肝性脑病、并发门静脉和肝静脉狭窄或栓塞等严重并发症，限制了其在临床的应用。

（五）连续性肾脏替代治疗

连续性肾脏替代治疗（CRRT）是近年在血液透析基础上发展起来的一种新型血液净化技术。CRRT 具有稳定血流动力学，精确控制容量，维持水、电解质酸碱平衡，改善氮质血症作用的血液净化技术，是治疗急、慢性肾衰竭的有效方法。CRRT 对 HRS 可能有一定疗效，但它仅起到血液净化作用，不能改善肝脏的合成和代谢功能。

（六）分子吸附再循环系统

分子吸附再循环系统（MARS）是改良的血液透析系统，含有白蛋白的透析液和活性炭－离子交换柱，可选择性清除与白蛋白结合的各种毒素及过多吸收的水分和水溶性毒素。目前认为，MARS 可以清除肿瘤坏死因子、白介素 - 6 等细胞因子，对减轻炎性反应和改善肾内血液循环有益。一些患者经 MARS 治疗可改善肝肾功能，提高短期生存率。由于 MARS 只是一种过渡性治疗，多用于等待肝移植的患者。

（七）肝移植

肝移植是Ⅰ型和Ⅱ型 HRS 的最有效治疗方法。2009 年《美国肝病学会成人肝硬化腹水处理指南》推荐存在肝硬化、腹腔积液、Ⅰ型 HRS 患者应尽快转诊行肝移植。HRS 患者的肝移植效果比无 HRS 的患者差，因此，在肝移植前应采用前述手段治疗，尽量恢复肾功能，以达到无 HRS 患者的疗效。对血管收缩剂有应答的 HRS 患者，可仅予肝移植治疗；对血管收缩剂无应答且需要肾脏支持治疗的 HRS 患者，一般亦可仅予肝移植治疗，因为大多数患者的肾功能在肝移植后可完全恢复；需长期肾脏支持治疗（＞12 周）的患者，应考虑肝肾联合移植。随着器官移植术的发展和术后抗排异措施的完善，目前肝移植术已趋向成熟，但因供体肝源不足，使其应用受到限制。

（刘玉兰）

第三十一章 原发性肝癌

原发性肝癌以肝细胞癌最多见，肝母细胞瘤和胆管细胞癌少见。肝细胞癌最常见病因是乙型和丙型慢性病毒性肝炎，其次是肝硬化和黄曲霉素。肝癌男性多见，发病率随年龄增加而增加。肝内转移是最常见的转移方式，此外尸检提示40%~57%的肝癌患者存在肝外转移，其中肺转移（>50%）是最常见。肝癌预后较差，应针对高危人群做好预防和筛查工作。

【诊断要点】

（一）临床表现

1. 症状

肝癌早期无特殊症状或体征，晚期通常出现典型临床症状，最常见症状是右季肋部或上腹部疼痛，其次为体重下降、虚弱、腹胀和非特异胃肠道症状等。

2. 体征

最常见体征包括肝大、腹腔积液、发热、脾大、黄疸和肝脏血管杂音等，肝癌经常伴有肝硬化，如肝硬化患者突然出现无法解释的病情变化应考虑肝癌。

（二）辅助检查

1. 血清肿瘤标志物

肝癌最常用的标志物是AFP。AFP>500ng/ml通常提示肝癌，但如果肝硬化患者影像学检查提示肝脏肿块直径>2cm并提示肝癌时，AFP>200ng/ml即可诊断。AFP值越高则肝癌的可能性越大，AFP值进行性上升也高度提示肝癌。AFP 20~500ng/ml尚可见于肝硬化、慢性病毒性肝炎、急性肝坏死后肝脏再生、转移性肝癌和生殖细胞肿瘤等。AFP敏感性仅为39%~64%，其他肿瘤标记物尚未证实优于AFP。AFP需联合影像学检查来诊断肝癌，但AFP的升高提示患者需要接受进一步检查。

2. 影像学检查

影像学检查对肝癌的诊断至关重要。

（1）超声检查：敏感性48%，特异性97%。大约2/3有症状的肝细胞癌是高回声团块，其余的则是高低回声混合占位，小肝癌多为低回声。超声Doppler技术可有效显示肝脏血管和胆管系统，超声造影技术的应用可以更好地鉴别肝脏良、恶性结节病灶。

（2）增强CT扫描：敏感性为67.5%，特异性为92.5%。多排螺旋CT动态增强扫描可以分为平扫期、动脉期、门脉期和延迟相。平扫病灶大多数表现为低密度，部分为等密度或高密度。肝细胞癌典型表现是动脉期肿块的CT值迅速上升超过正常肝实质达到峰值后迅速下降，门脉期和延迟相病灶CT值继续下降而正常组织CT值逐渐上升。如果病灶直径>2cm即可以诊断肝癌，如果病灶直径在1~2cm则需要进一步联合MRI和超声等检查来进一步确诊。CT中的富血管病灶（即动脉期增强，门脉期和延迟相与周围肝组织密度相同）除鉴别是否肝癌外，还需要鉴别异型增生结节、动脉-门脉分流或不典型血管瘤等，如果病灶 >1cm 但血清 AFP <200ng/ml 应进行活检，如病灶 <1cm 应接受密切随访。

（3）增强 MRI 扫描：敏感性是 80.6%，特异性是 84.8%，可能略优于 CT。多使用钆作为造影剂，其表现类似 CT 表现，T_1 加权相的低强度信号是其典型表现。

（4）肝动脉造影：肝癌病灶血管丰富，但肿瘤的动脉管径不规则，并不逐渐变细，小分支往往呈现怪异的形态。肿瘤内的动静脉异常吻合可以表现为肝静脉早期充盈、反向充盈门静脉、毛细血管排空延迟等。在计划对肝癌进行栓塞化疗前必须进行血管造影。

（5）腹腔镜检查：主要用于明确有无腹膜和其他肝外转移，明确肝脏非瘤部分是否存在肝硬化并在直视下取得肝组织活检。

【治疗原则】

肝癌首选外科治疗，选择治疗方式时应综合考虑患者的肝功能情况以及有无肝外转移。

1. 肝移植（OLT）

适于无法切除但局限于肝脏的肿瘤或肝功能差、有门脉高压而无法接受切除手术的患者，对于后者，肝移植优于其他治疗方式。肝移植后需要终身免疫抑制治疗，手术费用高，肝源紧张。

2. 肝部分切除

适于局限于肝脏、单个肿瘤且直径 <5cm、位于可切除部位、未侵犯血管，具有足够储备肝功能的患者。切除手术难度大，复发率高。

3. 经皮酒精和醋酸注射

适于单个肿瘤且直径 <5cm 或 3 个以下肿块且每个直径 <3cm，也用于等待肝移植、不愿（不能）手术治疗的患者。禁忌证包括腹腔积液、未经纠正的凝血障碍和肝外转移，有引起肿瘤针道转移的风险。

4. 射频消融治疗（RFA）

适于直径 <3cm 的肿瘤，其 3 年总生存率、无病生存率、有效率及复发率均优于PEI，其他消融治疗还包括微波消融和冷冻消融等。

5. 经动脉化疗栓塞（TACE）

适用于肝功能相对较好（Child A – B），但瘤体较大或位于中心位置而无法进行其他治疗的肿瘤。术后常见不良反应有一过性发热、肝区疼痛。禁忌证为门静脉主干堵塞，对于此类患者，动脉内注射放射性核素如 ^{131}I、^{188}Re 标记的碘油或 ^{90}Y 标记的微球体是可选择的治疗方式。

6. 分子靶向治疗

该药物是一种口服多激酶抑制剂，具有抗增殖和抗血管增生的作用，适于有肝外转移患者，可以改善患者预后。

7. 化疗

应答率在 15% 以下，在对照研究中并未证实有效。

（刘玉兰）

第三十二章　药物性肝损害

药物性肝损害（DILI），也称药物性肝炎，是指由于药物本身或其在体内的代谢产物所造成的肝脏损害。有报道 2%～5% 的黄疸病例是由药物性肝损害所致；在诊断为"肝炎"的病例中有 10%～20% 为药物性肝损害；有 1/4～2/3 的慢性活动性肝炎是由药物引起；急性肝功能衰竭中超过 50% 为药物所致。

药物性肝损害的机制比较复杂，其发生和药物本身的药理特性以及个体的特异质反应有关，前者是指药物直接或间接的毒性损害作用，后者是指机体代谢异常或变态反应所致。

根据文献调查，在我国常见的对肝脏具有损伤作用的药物有：抗结核药（38.56%）、中药（20.97%）、抗生素（10.22%）、非甾体类消炎药（5.65%）、甲状腺激素及抗甲状腺药物（5.64%）、抗肿瘤药物（5.46%），其他尚包括中枢神经系统药物、免疫抑制剂和口服避孕药等。

【诊断要点】

（一）临床表现

临床表现上一般分为急性肝损害和慢性肝损害。

1. 急性肝细胞损害中，急性药物性肝炎最为多见，以肝细胞坏死为主时，临床表现酷似急性病毒性肝炎，常有发热、乏力、纳差、黄疸，重者可发生肝衰竭，出现进行性黄疸、出血倾向和肝性脑病。以过敏反应为主的急性药物性肝损害，常有发热、皮疹、黄疸、淋巴结肿大，药物接触史常较短，多在 4 周以内。

2. 药物引起的慢性肝炎与慢性病毒性肝炎的临床表现相似，可以无任何临床症状，但也可表现为慢性肝炎，甚至肝硬化或肝衰竭，如乏力、食欲下降、牙龈出血，意识模糊，以胆汁淤积为主的药物性肝损害，其临床表现与肝内淤胆、肝外胆管梗阻、急性胆管炎相似，可有发热、黄疸、上腹痛、瘙痒、右上腹压痛及肝大，一般于停药后 3 月～3 年恢复，偶有不可逆性胆管损害，最后发展为肝硬化。

（二）实验室检查

1. 根据损伤类型不同，可以有不同的实验室检查结果。①以胆汁淤积为主的药物性肝损害，结合胆红素明显升高，碱性磷酸酶升高，脂蛋白、谷氨酰转肽酶及胆固醇升高，血清氨基转移酶轻度升高。②以肝细胞坏死为主药物性肝损害，血清转氨酶升高，轻重不一，可为正常高值的 2～30 倍；碱性磷酸酶和白蛋白受影响较小；高胆红素血症和凝血酶原时间延长与肝损严重度相关。

2. 各种肝炎病毒学指标一般阴性。

3. 抗核抗体、抗线粒体抗体、抗平滑肌抗体、抗肝肾微粒体抗体和其他自身免疫病抗体一般阴性或无临床意义。

（三）诊断要点

根据服药史、临床症状、体征、血常规（末梢血嗜酸粒细胞计数增高）、肝功能试验异常以及停药后的症状、体征改善效应等做出综合诊断。特别要注意服用药物有无肝脏损害、用药剂量是否超量、持续时间超过 1 个月以及有无合并用药等情况。需要注意的是药物性肝损害的病理表现复杂多样，尽管某些药物可引起一定的病理特征，但通常并不能依据组织学的变化来确定起因的药物。肝活检往往对临床检查异常的肝病患者在诊断和鉴别诊断，特别是除外药物性肝损害方面具有积极的意义。

需要鉴别疾病是病毒性肝炎，可与药物性肝损害有相同的黄疸、肝大、肝功能异常，但是病原学与血清学检查能够证实。有胆汁郁积的表现可通过 B 超、CT 等影像手段除外胆管梗阻等疾病，此外还应该注意自身免疫性肝病和其他自身免疫病导致的肝损害。

临床实践中有各种药物性肝损害诊断的评分标准，可以选择使用。

【治疗原则】

1. 停用可疑药物

一旦确诊或怀疑与药物有关，应立即停用一切有关或可疑的损肝药物，防止重新给予引起肝损伤的药物以及属于同一生化家族的药物，多数病例在停药后能迅速恢复。根据患者肝损的情况，给予支持治疗（例如卧床休息，避免体力活动），无肝性脑病时给予高热量、高蛋白饮食，补充各种维生素及微量元素，同时注意维持水、电解质及酸碱平衡，以加强药物排泄。在治疗的同时密切检测肝功能等指标，特别是监测急性肝衰竭和进展为慢性肝衰竭的征象，同时针对不同的肝脏损害加用药物治疗。需要说明的是和其他肝损害不同，较轻者以选抗炎类（如复方甘草酸二铵）和利胆药物为主，同时可加用解毒类药物如还原型谷胱甘肽，减轻药物毒性，促进药物排出，不推荐应用单纯的降酶药物。

2. 解毒治疗

根据导致肝损害的药物选用特殊的解毒剂，对乙酰氨基酚过量用 N – 乙酰半胱氨酸有特殊疗效。

3. 保肝治疗

当患者出现血清氨基转移酶增高、血浆前白蛋白降低等肝功能受损征象时，可酌情给予护肝药物，包括复方甘草酸苷，5～20ml，qd；硫普罗宁，100～200mg，tid；谷胱甘肽，1.2～1.8g，qd 等；有出血倾向者可应用维生素 K_1。

4. 利胆治疗

对药物引起的胆汁淤积型黄疸明显而且持久不退者，可应用门冬氨酸钾镁、腺苷蛋氨酸（0.5～1.0g，qd）等利胆治疗。有关糖皮质激素的应用报道不一，更多的建议是对伴有皮疹，外周血嗜酸粒细胞增多的患者可以应用，但是持续黄疸用其他药物治疗不能改善者也可试用。

5. 肝衰竭的治疗

药物性肝损害患者如发生急性肝衰竭，其治疗原则基本同急性重型肝炎，即维持水、电解质及热量平衡，促进肝细胞再生，改善微循环，控制出血，补充凝血因子，纠正氨基酸代谢紊乱，预防及控制继发性感染和肾功能不全，必要时应用人工肝或肝移植治疗。

（刘玉兰）

第三十三章 肝脓肿

肝脓肿是细菌、真菌或溶组织阿米巴原虫等多种微生物引起的肝脏化脓性病变。临床上常见的有细菌性肝脓肿和阿米巴肝脓肿。

第一节 细菌性肝脓肿

细菌性肝脓肿由化脓性细菌引起，又称化脓性肝脓肿（PLA）。因胆管系统与肠道相通，胆源性感染是引起肝脓肿的重要途径，但随着基础疾病谱，尤其是糖尿病、慢性肾脏病、肿瘤等免疫损伤人群的增加。近年数据提示，隐源性途径已经超过胆源性途径成为主要感染途径。

我国 PLA 的主要病原菌为克雷伯菌属，其次为埃希菌属和金黄色葡萄球菌。胆源性肝脓肿最常见的致病菌是大肠埃希菌，其次为克雷伯菌。细菌侵入肝脏后，引起局部炎症，形成单个或多个小脓肿。随着病情的发展，小脓肿扩大、融合成一个或多个较大的脓肿，同时，毒素大量吸收入血造成毒血症。当脓肿转为慢性时，脓肿周边肉芽组织增生、纤维化，肝脓肿可向肝内或邻近脏器浸润导致严重的感染并发症。

【诊断要点】

（一）临床表现

1. 寒战、高热

寒战、高热是最常见的症状。体温可为高热，热型为弛张热，伴大量出汗、心率增快等感染中毒症状。

2. 肝区疼痛

呈持续性钝痛或胀痛，可伴有右肩放射痛或胸痛。

3. 全身症状

可有恶心呕吐、食欲减退、全身乏力、体重下降等全身症状。

4. 体格检查

肝区压痛、肝脏增大为是最常见的体征。肝区及右下胸有叩痛。严重时局部皮肤红肿、皮温升高。

（二）实验室检查

1. 血常规

白细胞计数和中性粒细胞百分比明显升高。

2. 生化检查

血清氨基转移酶可升高。

（三）辅助检查

1. X 线检查

肝阴影增大，右侧膈肌抬高，可伴有反应性胸膜炎或胸腔积液。

2. 腹部 B 超

可测定脓肿部位、大小及距体表深度，为首选检查方法。B 超显示脓肿壁厚呈强回声，内壁不光滑，内部为无回声液性暗区，病变后方回声增强。

3. 腹部 CT

平扫时可见单个或多个圆形或卵圆形低密度病灶、病灶边缘多数模糊，其中心区域 CT 值略高于水。增强后脓腔密度无变化，腔壁有密度不规则增高的强化，称为"环月征"或"日晕征"。

4. 腹部 MRI

T_1 加权像呈圆形或卵圆形低信号，T_2 加权像脓腔呈高信号。

（四）并发症

1. 脓肿穿破胆管形成胆瘘。

2. 右肝脓肿向膈下穿破可形成膈下脓肿。

3. 脓肿穿破膈肌形成脓胸，甚至支气管－胸膜瘘。

4. 脓肿同时穿破胆管，形成支气管－肝－胆瘘。

5. 左肝脓肿可穿入心包，发生心包积脓，甚至心包压塞。

6. 脓肿破溃入腹腔形成腹膜炎。

7. 少数脓肿穿破入胃、肠，甚至门静脉、下腔静脉等；若脓肿同时穿破门静脉和胆管，大量血液经胆管入十二指肠，可出现上消化道出血表现。

【治疗原则】

（一）非手术治疗

对于急性期肝局限性炎症，脓肿尚未形成或多发小脓肿时，应非手术治疗。

1. 积极治疗原发病灶或基础疾病。

2. 有效、足量的抗菌应用是治疗的基石，初期经验性选用尽可能全面覆盖常见菌群的药物。首选为甲硝唑联合头孢曲松或哌拉西林-他唑巴坦或左氧氟沙星。对于有基础胆系疾病、长期住院或 ICU 患者，疾病严重、血透的患者或常规抗菌药物疗效欠佳者，可选用碳青霉烯类抗生素。抗菌治疗的疗程应根据患者临床实际反应包括体温、白细胞及 CRP 的恢复及影像学改变而调整，一般为 4~6 周。

3. 全身对症支持治疗，保证充分营养和能量供给。

4. 单个较大的脓肿可在 B 超引导下穿刺引流，尽可能吸尽脓液并反复冲洗后注入抗生素至脓腔内，可以多次进行，必要时置管引流。

（二）手术治疗

1. 脓肿切开引流

对于较大的肝脓肿，估计有穿破可能或已穿破并引起腹膜炎、脓胸，胆源性肝脓肿需同时处理胆道疾病或慢性肝脓肿非手术治疗无效的患者，在全身应用抗生素的同时，应积极进行脓肿外科切开引流术。

2. 肝叶、段切除术

适用于慢性厚壁肝脓肿和脓肿切开引流后脓肿壁不塌陷、留有死腔或窦道长期不愈、胆瘘或存在肝内胆管结石等其他肝脏疾病需要切除累及的肝叶或段。

第二节　阿米巴肝脓肿

阿米巴肝脓肿是肠道阿米巴感染的并发症，绝大多数为单发脓肿。

【诊断要点】

（一）临床表现

1. 长期发热

起病多缓，有长期不规则发热、盗汗等症状，发热以间歇型或弛张型居多，有并发症时体温可达39℃以上。

2. 肝区痛

为本病重要症状，常呈持续性钝痛，深呼吸及体位改变时更明显。

3. 全身症状

有食欲不振、腹胀、恶心、呕吐等全身症状；慢性病例呈衰竭状态，消瘦、贫血、水肿，发热反而不明显。

4. 体格检查

肝大和压痛，肝区叩痛；部分晚期患者肝大，质地坚硬，局部隆起，易误为肝癌。

（二）实验室检查

1. 血常规

急性期白细胞总数中度升高，中性粒细胞80%左右；病程较长时白细胞总数大多接近正常或减少，贫血较明显。

2. 血沉

增快。

3. 粪便检查

少数患者粪便中可检出溶组织阿米巴。

4. 生化

碱性磷酸酶增高常见。胆固醇、白蛋白多降低。

5. 血清学检查

阿米巴抗体阳性率可达90%以上。

（三）辅助检查

1. 腹部B超

可测定脓肿部位、大小及距体表深度，但与其他液性病灶鉴别较困难，若肝穿刺抽出典型脓液或脓液中找到阿米巴滋养体，即可确诊阿米巴肝脓肿。

2. X线检查

可见右侧膈肌抬高，运动减弱。

【治疗原则】

(一) 非手术治疗

1. 阿米巴治疗

选用组织内杀阿米巴药为主,辅以肠内杀阿米巴药以根治。目前大多首选甲硝唑,剂量 1.2g/d,疗程 10~30 日。

2. 肝穿刺引流

早期选用有效药物治疗,不少肝脓肿已无穿刺的必要。若对药物治疗 5~7 天、临床情况无明显改善或肝局部隆起显著、压痛明显、有穿破危险者采用穿刺引流。穿刺最好于抗阿米巴药物治疗 2~4 天后进行。穿刺部位最好在超声波探查定位下进行,每次穿刺应尽量将脓液抽净。

3. 抗生素治疗

有混合感染时,视细菌种类选用适当的抗生素全身应用。

(二) 手术治疗

1. 经皮肝穿刺置管引流

适用于多次穿刺吸脓未见缩小者。

2. 手术切开引流

适用于经抗阿米巴药物治疗及穿刺引流后高热不退或脓肿破溃入胸腹腔并发脓胸、腹膜炎者。

3. 肝叶、段切除术

适用于慢性厚壁肝脓肿和脓肿切开引流后脓肿壁不塌陷、留有死腔或窦道长期不愈者。

(徐有青)

第三十四章　急性胆囊炎

急性胆囊炎是指胆囊的急性炎症性疾病，有急性结石性胆囊炎和急性非结石性胆囊炎。90%~95%的急性胆囊炎由胆囊结石引起，5%~10%的急性胆囊炎为非结石性胆囊炎。急性胆囊炎的危险因素有蛔虫、妊娠、肥胖、艾滋病等。短期服用纤维素类、噻嗪类、三代头孢菌素类、红霉素、氨苄西林等药物，长期应用奥曲肽、激素替代治疗均可能诱发急性胆囊炎。按临床病理学特征，急性胆囊炎可分为急性单纯性胆囊炎、急性化脓性胆囊炎、急性坏疽性胆囊炎和胆囊穿孔四种类型。

急性胆囊炎的病因及发病机制。①胆囊结石：结石梗阻或嵌顿于胆囊管或胆囊颈，损伤胆囊颈部黏膜，可致局部水肿、炎性改变，从而导致胆囊炎，甚至坏死。②细菌感染可由全身感染或局部病灶之病菌经血行、淋巴、胆管、肠道或邻近器官炎症扩散等途径侵入。我国引起胆系感染的致病菌中，革兰阴性细菌约占2/3，前3位依次为大肠埃希菌、铜绿假单胞菌、肺炎克雷伯菌；革兰阳性细菌前3位的依次为粪肠球菌、屎肠球菌、表皮葡萄球菌；14.0%~75.5%的患者合并厌氧菌感染，以弱拟杆菌为主。③胆汁中高浓度的胆盐或胰液反流进入胆囊，具有活性的胰酶，均可刺激胆囊壁发生明显炎症变化。④血管因素：由于严重创伤、烧伤、休克、多发骨折、大手术后等因血容量不足、血管痉挛，血流缓慢，使胆囊动脉血栓形成，可致胆囊缺血坏死，甚至穿孔。⑤其他：食物过敏、糖尿病、结节性动脉周围炎、恶性贫血等，可能与胆囊炎发病有关。急性胆囊炎的并发症主要有胆囊穿孔、胆汁性腹膜炎、胆囊周围脓肿等，并发症发生率为7%~26%，总病死率为0~10%。

【诊断要点】

（一）临床表现

1. 症状

（1）胆绞痛：典型发作过程是右季肋部或上腹部突发性绞痛或持续性剧痛阵发性加重，疼痛常放射至右肩胛下区，于高脂饮食或饱食后发生；患者辗转不安，常伴有恶心、呕吐、厌食等。

（2）部分患者可有轻度黄疸，提示可能同时存在胆总管梗阻，有胆总管结石或胆囊颈压迫所致胆总管扩张梗阻（Mirrizi综合征）的可能。

（3）多数患者有中等程度发热可有寒战、纳差、腹胀。

（4）当有胆囊坏死、穿孔时可出现高热、寒战、腹痛加剧，严重者可出现烦躁、谵妄，甚至昏迷、休克等表现。

2. 体征

（1）右上腹压痛，Murphy征阳性，可有肌紧张和反跳痛，30%~50%患者可触及肿大胆囊。

（2）部分患者可有巩膜黄染。

（3）当出现脉搏加速、呼吸加快、血压下降及弥漫性腹膜炎等表现时，提示病情加重，有发生胆囊坏疽或穿孔可能。

（二）实验室检查

1. 血白细胞总数及中性粒细胞数增高，可出现核左移。
2. 血总胆红素可升高。
3. C - 反应蛋白 CRP 升高（≥30mg/L）。
4. 血清淀粉酶当伴发胰腺炎时可升高。

（三）辅助检查

1. B 超检查

B 超检查有确诊意义，可确定有无结石存在，表现为胆囊内强回声及后方的声影，可发现胆囊颈部结石嵌顿；胆囊增大、胆囊壁水肿而呈"双边"征，严重者出现胆囊周围渗液或包裹性积液。

2. 腹部 CT 检查

CT 检查对 B 超检查后仍不能明确诊断者有帮助，适用于了解胆系肿瘤是否合并胰腺病变及胆总管下段有无结石等。

3. 磁共振及胰胆管成像（MRI + MRCP）

适用于伴有梗阻性黄疸的患者，了解有无胆总管梗阻及梗阻原因。

（四）诊断标准

急性胆囊炎的诊断标准见表 34 - 1。

表 34 - 1   急性胆囊炎的诊断标准

确诊急性胆囊炎：以下项目症状和体征及全身反应中至少各有 1 项为阳性
疑似急性胆囊炎：仅有影像学证据支持
1. 症状和体征：右上腹疼痛（可向右肩背部放射），Murphy 征阳性，右上腹包块、压痛、肌紧张、反跳痛
2. 全身反应：发热，C - 反应蛋白升高（≥30mg/L），白细胞升高
3. 影像学检查：超声、CT、MBI 检查发现胆囊增大、胆囊壁增厚、胆囊颈部结石嵌顿、胆囊周围积液等表现

【治疗原则】

积极控制病因与改善症状，尽可能地避免急诊手术。

1. 禁食，必要时行胃肠减压，静脉补充液体和电解质，合理的能量支持。
2. 应用解痉止痛药，如山莨菪碱、丁溴东莨菪碱、非甾体类抗炎药物等；镇痛剂使用需注意勿掩盖病情变化，遗漏胆囊穿孔诊断。
3. 对所有急性胆囊炎患者，尤其是重度患者应进行胆汁和血液培养。主要选择针对革兰阴性杆菌和厌氧菌的抗生素，如碳青霉烯类抗生素、头孢曲松、头孢哌酮舒巴坦、喹诺酮类、甲硝唑等抗菌药物。大肠埃希菌和肺炎克雷伯菌对第三、四代头孢菌素耐药率分别为 56.6% 和 31.1%，氟喹诺酮类药物耐药率分别为 64.6% 和 29.2%，铜绿假单胞菌对亚胺培南、头孢哌酮/舒巴坦耐药率别为 28.7%、19.8%。屎肠球菌对抗菌药物耐药率高于粪肠球菌，革兰阳性细菌对万古霉素和替考拉宁耐药率较低。急性胆囊炎抗菌治疗 3~5 天后，如果急性感染症状、体征消失，体温和白细胞计数正常可以考虑停药。

4. 对于有糖尿病的患者要注意控制血糖，纠正酮症。急性期慎用利胆药。

5. 需强调的是任何抗菌治疗都不能替代解除胆囊管梗阻的治疗措施。应正确把握手术指征与手术时机，选择正确的手术方法。

（1）胆囊切除术：急性结石性胆囊炎是可依患者情况选择腹腔镜下手术或开腹手术。若患者一般情况稳定，早期（发病时间 <72 小时）腹腔镜胆囊切除术 LC，亦有抗生素等手段使胆囊炎症得到有效控制，症状缓解，待炎症吸收消退后择期手术。

（2）经皮经肝胆囊穿刺置管引流术或胆囊造瘘术：如患者病情危重、手术条件差，胆囊炎症重，非手术效果欠佳，可选择以引流为主术式，使炎症进展得到遏制。

（3）如胆囊穿孔、胆囊周围积脓、炎性包裹及粘连较重，可切开引流，控制炎症。急性非结石性胆囊炎的治疗原则是应尽早行胆囊引流治疗。一般经皮经肝胆囊穿刺置管引流术后复发率极低，但如果经胆囊引流后患者症状、体征没有明显改善，需考虑行胆囊切除术。

6. 如急性胆囊炎同时合并胆总管结石、胆总管梗阻，可同时行 ERCP 十二指肠乳头切开取石或者术中胆管镜下取石。

（蓝 宇）

第三十五章　慢性胆囊炎

　　慢性胆囊炎一般是由长期存在的胆囊结石所致的胆囊慢性炎症或急性胆囊炎反复发作迁延而来，其临床表现差异较大，可表现为无症状、反复右上腹不适或腹痛，也可出现急性发作。根据胆囊内是否存在结石，分成结石性胆囊炎与非结石性胆囊炎。胆囊结石分成胆固醇结石或以胆固醇为主的混合性结石和胆色素结石，中国人群中胆固醇结石占70%以上，无结石的慢性胆囊炎患者在国人中也不少见，是由于胆固醇的代谢发生紊乱，而致胆固醇沉积于胆囊的内壁上，引起胆囊慢性炎症。成人慢性胆囊炎患病率为0.78%～3.91%，胆囊结石患病率为2.3%～6.5%。女性胆囊结石患病率高于男性。胆囊结石主要的发病危险因素包括油腻饮食、肥胖、脂肪肝、糖尿病、高血压、高脂血症、缺乏运动、不吃早餐和胆囊结石家族史等。

【诊断要点】

（一）临床表现

1. 症状

　　慢性胆囊炎、胆囊结石患者较为常见的症状是反复发作的右上腹不适或右上腹痛，其发作常与油腻饮食、高蛋白饮食有关。少数患者可能会发生胆绞痛，系由结石嵌顿于胆囊颈部或胆囊管诱发胆囊、胆管平滑肌及Oddi括约肌痉挛收缩而引起的绞痛，常在饱食或油腻饮食后发作，表现为右上腹或上腹部持续疼痛伴阵发性加剧，可向右肩背部放射；当嵌顿结石因体位变动或解痉等药物作用解除梗阻，则绞痛可迅速缓解。患者常伴有胆源性消化不良，表现为嗳气、饭后饱胀、腹胀和恶心等症状，油腻饮食后明显。

2. 体征

　　查体可无阳性体征，部分患者右上腹肋缘下、剑突下有轻压痛或压之有不适感或叩痛，胆囊管慢性梗阻所致胆囊积液者可扪及肿大的胆囊。

（二）辅助检查

1. 腹部超声检查

　　腹部超声检查是诊断慢性胆囊炎、胆囊结石最常用、最有价值的检查方法，对胆囊结石诊断准确率可达95%以上。除了可探查出胆囊结石和沉积物、胆囊外形改变外，还可观察胆囊壁有无毛糙、增厚等征象，亦可间接测评胆囊收缩功能。

2. 超声内镜（EUS）

　　超声内镜对常规腹部超声检查未发现的胆囊微小结石有较高的检出率。

3. 腹部CT检查

　　CT作为鉴别诊断的手段，优于B超检查，尤其对于胆囊壁明显增厚的病例，可用CT与胆囊癌鉴别。

4. MRI

MRI 评估胆囊壁纤维化、胆囊壁缺血、胆囊周围组织水肿和胆囊周围脂肪堆积等方面均优于 CT 检查，主要用于鉴别急性和慢性胆囊炎。

5. 肝胆管胆囊收缩素刺激闪烁显像

肝胆管胆囊收缩素刺激闪烁显像（CCK－HIDA）是评估胆囊排空的首选影像学检查，可鉴别是否存在胆囊排空障碍。

6. 常规腹部超声检查

常规腹部超声检查是诊断慢性胆囊炎、胆囊结石的首选检查方法，如临床高度怀疑胆囊结石而腹部超声检查阴性者，建议行 MRI、内镜超声或 CT 检查。

【治疗原则】

应按是否有症状、是否有并发症分别进行个体化治疗。治疗目标为祛除病因、缓解症状、预防复发、防治并发症。

（一）饮食调整

胆囊结石及慢性结石性胆囊炎的发病与饮食及肥胖有关，建议规律、低脂、低热量膳食。

（二）非手术治疗

无症状的胆囊结石患者可不实施治疗。

1. 溶石治疗

有症状的患者如不宜手术且腹部超声检查评估胆囊功能正常、X 线检查无胆固醇结石，可考虑口服溶石治疗。熊去氧胆酸 UDCA 可抑制肝脏胆固醇的合成，显著降低胆汁中胆固醇及胆固醇酯和胆固醇的饱和指数，有利于结石中胆固醇逐渐溶解，推荐剂量 $\geq 10mg/(kg \cdot d)$，应连续服用 6 个月以上，若服用 12 个月后腹部超声检查或胆囊造影无改善者即应停药。

2. 缓解胆源性消化不良症状

对有胆源性消化不良症状患者宜补充促进胆汁合成和分泌的消化酶类药物对症治疗。如复方阿嗪米特肠溶片，可促进胆汁合成和分泌，同时增强胰酶的活性，促进碳水化合物、脂肪和蛋白质吸收；内含 3 种胰酶及二甲硅油，可促进消化、消除腹胀症状。其他消化酶类药物亦可配合利胆药物使用。

3. 缓解腹痛

对于合并有不同程度上腹部疼痛患者，可加用钙离子通道拮抗剂（如匹维溴铵）缓解症状，其直接作用于 Oddi 括约肌表面的钙离子通道，缓解 Oddi 括约肌痉挛，对于胆道功能紊乱有关的疼痛有效。

4. 缓解胆绞痛症状

如有胆绞痛急性发作，应予禁食及有效的止痛治疗。临床上常用解痉药，包括阿托品、山莨菪碱和间苯三酚等。国外推荐止痛药物首选 NSAIDs（如双氯芬酸和吲哚美辛）或镇痛剂（如哌替啶），但该类药可能因其较强的镇痛作用而掩盖病情，因此需密切观察病情变化，一旦无效或疼痛复发，应及时停药。吗啡可能使 Oddi 括约肌痉挛增加胆管内压力，故应禁用。

5. 抗感染治疗

慢性胆囊炎患者通常不需要使用抗生素。如出现急性发作，建议首先采用经验性抗菌药物治疗（见急性胆囊炎章节）。

（三）手术治疗

因无症状胆囊结石患者未来较低的症状和并发症发生率，相关共识意见不推荐行预防性胆囊切除术，但如慢性胆囊炎、胆囊结石患者在内科治疗的基础上，出现以下表现，则需考虑外科治疗。①疼痛无缓解或反复发作，影响生活和工作者；②胆囊壁逐渐增厚达4mm及以上或胆囊壁局部增厚或不规则疑似胆囊癌者；③胆囊壁呈陶瓷样改变；④胆囊结石逐年增多和增大或胆囊颈部结石嵌顿者，合并胆囊功能减退或障碍；⑤合并胆囊息肉，且息肉直径≥1cm，无论症状如何，伴或不伴胆囊结石的患者。

1. 胆囊切除术

腹腔镜下胆囊切除已成为常规；如胆囊与周围粘连较重，萎缩和界限欠清的胆囊炎或者有腹腔镜手术禁忌的患者则行开腹胆囊切除。

2. 腔镜下或腹部小切口胆囊切开取石（保留胆囊）手术

该手术适于胆囊功能较好，胆囊内结石少的患者，但有结石再发生及结石残留可能在术中造成结石排入胆总管造成胆总管梗阻或胆道感染的风险。

（蓝　宇）

第三十六章 急性胰腺炎

急性胰腺炎（AP）是指多种病因引起胰酶激活，继以胰腺局部炎症反应为主要特征，伴（不伴）有其他器官功能改变的疾病。临床上以急性上腹痛及血淀粉酶或脂肪酶升高为特点。根据病情严重程度分为轻度、中度、重度急性胰腺炎。

【诊断要点】

确定急性胰腺炎：①急性、持续中上腹痛；②血淀粉酶升高超过正常值上限的 3 倍；③胰腺炎症的影像学改变。符合以上 3 项中的 2 项，并排除其他急腹症，即可诊断为 AP。

确定严重程度：①轻度 AP（MAP），无器官功能衰竭，也无局部或全身并发症；②中度 AP（MSAP），器官功能衰竭时间 <48 小时，或存在局部或全身并发症；③重度 AP（SAP），器官功能衰竭持续 ≥48 小时。

急性生理学和慢性健康状况评价 Ⅱ（APACHE Ⅱ）、床旁急性胰腺炎严重度评分（BISAP）、和 MCTSI 评分等评分系统有助于判断 AP 的病情严重程度。其中 BISAP 评分相对简单易行且准确度较高：BUN（>25mg/dl）、意识障碍、SIRS、年龄（>60 岁）和影像学提示胸膜渗出共 5 项，24 小时内出现一项为 1 分，总分为 5 分；MCTSI 评分则为 AP 严重程度的影像学评价。

（一）临床表现

1. 腹痛

是 AP 的主要症状，多位于中左上腹部甚至全腹，常向背部放射，多为急性发作，与饱餐和酗酒有关，呈持续性刀割样，蜷曲体位和前倾体位可使疼痛缓解。腹痛通常可持续48 小时，偶可超过 1 周。

2. 恶心和（或）呕吐

部分患者起病即出现恶心、呕吐，呕吐可频繁发作，呕吐物可为胃内容物、胆汁或咖啡渣样液体，呕吐后腹痛症状多无缓解。

3. 发热

常源于 SIRS、坏死胰腺组织继发细菌或真菌感染。MAP 多为轻度发热，一般持续3～5 天；SAP 可见高热，且持续不退，在胰腺或腹腔有继发感染时，呈弛张高热。

4. 黄疸

多见于胆源性胰腺炎。

5. 其他伴随症状

包括腹胀以及血容量不足和中毒症状，如呼吸困难、烦躁不安、皮肤苍白湿冷等。

6. 体征

常见体征包括中上腹压痛、肠鸣音减少、轻度脱水貌。轻症者仅表现为腹部轻压痛，重症者可出现腹膜刺激征、移动性浊音阳性、Grey - Turner 征、Cullen 征。

7. 局部并发症

（1）急性胰周液体积聚（APFC）：发生于病程早期，表现为胰腺内、胰周或胰腺远隔间隙液体积聚，并缺乏完整包膜，可单发或多发。

（2）急性坏死物积聚（ANC）：发生于病程早期，表现为液体内容物，包含混合的液体和坏死组织，坏死物包括胰腺实质或胰周组织的坏死。

（3）胰腺假性囊肿（PPC）：有完整非上皮性包膜包裹的液体积聚，内含胰腺分泌物、肉芽组织和纤维组织等，多发生于 AP 起病 4 周后。

（4）包裹性坏死（WON）：是一种成熟、包含胰腺和（或）胰周坏死组织、具有界限分明炎性包膜的囊实性结构，多发生于 AP 起病 4 周后。

（5）感染性胰腺坏死（IPN）：通常继发于 PPC 或 WON，内含脓液及坏死组织，CT 上的典型表现为"气泡征"，也包括无"气泡征"的感染。

8. 全身并发症

（1）全身炎症反应综合征（SIRS）：是最常见的全身并发症。符合以下临床表现中的 2 项及以上，可诊断为 SIRS：①心率 >90 次/min；②体温 <36℃ 或 >38℃；③白细胞计数 $<4 \times 10^9/L$ 或 $>12 \times 10^9/L$；④呼吸频率 >20 次/min 或二氧化碳分压 <32mmHg。SIRS 持续存在将会增加 AP 发生器官功能衰竭的风险。

（2）器官功能衰竭：AP 相关器官功能衰竭主要为呼吸循环和肾衰竭，是最严重的全身并发症，也是 SAP 致死的主要原因。器官功能衰竭可根据改良 Marshall 评分评定（表36-1）。一个器官评分 ≥2 分则定义为器官功能衰竭；器官功能在 48 小时内恢复者为一过性器官功能衰竭；≥2 个器官衰竭并持续 48 小时以上则为持续性多器官功能衰竭。

表 36-1　改良 Marshall 评分系统

评分指标	0 分	1 分	2 分	3 分	4 分
呼吸（PaO_2/FiO_2）	>400	301~400	201~300	101~200	<101
循环（收缩压，mmHg）	>90	<90 补液后纠正	<90 补液不能纠正	<90 pH<7.3	<90 pH<7.2
肾脏（肌酐，μmol/L）	<134	134~169	170~310	311~439	>439

（3）脓毒症：SAP 患者若合并脓毒症，病死率升高至 50%~80%。主要以革兰阴性杆菌感染为主，也可有真菌感染。

（4）腹腔内高压（IAH）或腹腔间隔室综合征（ACS）：在 SAP 中，IAH 和 ACS 的发生率分别约为 40% 和 10%，ACS 会导致腹腔和腹腔外重要脏器发生功能障碍，病死率明显升高。膀胱压（UBP）测定是诊断 ACS 的重要指标，当出现持续性膀胱压 >20mmHg，并伴有新发的器官功能不全或衰竭时，就可以诊断 ACS。

（5）胰性脑病（PE）：是 AP 的严重全身并发症之一，可表现为耳鸣、复视、谵妄、语言障碍、肢体僵硬和昏迷等，多发生于 AP 早期，但具体机制不明。

（二）辅助检查

1. 血清酶学检查

（1）淀粉酶：血清淀粉酶活性升高 3 倍以上时应考虑 AP。血清淀粉酶于起病后 6~

12 小时开始升高，48 小时开始下降，持续 3~5 天。血清淀粉酶活性高低与病情严重程度不呈相关性。

（2）脂肪酶：血清脂肪酶于起病后 24~72 小时开始升高，持续 7~10 天。血清脂肪酶活性测定与淀粉酶测定有互补作用；同样，血清脂肪酶活性与疾病严重程度亦不呈正相关。

2. 血清标志物

能反映 AP 严重程度的血清标志物包括血清 C－反应蛋白（CRP）、尿素氮、血肌酐、血钙和降钙素原。CRP 是反映 SIRS 或感染的重要指标，发病 72 小时后的血清 CRP≥150mg/L 提示 AP 病情较重。尿素氮持续升高（>7.5mmol/L）、血细胞比容升高（>44%）、血肌酐进行性上升都是病情重症化的指标。血钙水平下降通常提示胰腺坏死严重，血钙＜1.75mmol/L 提示患者预后不良。降钙素原水平的升高也可作为有无继发局部或全身感染的参考指标。

3. 血常规

可见白细胞增加、中性粒细胞核左移。

4. 血生化检查

5%~10% 的 AP 患者有甘油三酯升高，可能是 AP 的病因，也可继发于胰腺炎。约 10% 的 AP 患者有高胆红素血症，可见血清转氨酶、乳酸脱氢酶和碱性磷酸酶增高，严重患者可出现血清白蛋白降低。

5. 其他实验室检查

D－二聚体水平升高及 TSH 水平下降能够提示 AP 向中度重症急性胰腺炎进展，有助于预测疾病预后。

6. 影像学诊断

（1）腹部超声：在 MAP 时，超声可显示出胰腺呈弥漫、均匀增大，外形饱满，界限模糊，内部回声减弱，但比较均匀，也可表现为胰腺局部肿大（如胰头、体或尾部）。SAP 时，胰腺实质肿胀，失去正常的形态，内部回声不规则，可表现为回声减弱、增强或出现无回声区，回声的改变取决于胰腺坏死和内出血情况。在发病初期 24~48 小时行超声检查，可以初步判断胰腺组织形态学变化，同时有助于判断有无胆道疾病，但受 AP 时胃肠道积气的影响，对 AP 不能做出准确判断。

（2）腹部 CT：CT 扫描能准确地显示胰腺的解剖，是诊断 AP 的标准影像学方法。发病 1 周左右的增强 CT 诊断价值更高，可有效区分液体积聚和坏死的范围。SAP 的病程中，应密切随访 CT 检查，按病情需要，平均每周 1 次。按照改良 CT 严重度指数（MCTSI），胰腺炎性反应分级为：正常胰腺（0 分），胰腺和（或）胰周炎性改变（2 分），单发或多个积液区或胰周脂肪坏死（4 分）；胰腺坏死分级为：无胰腺坏死（0 分），坏死范围≤30%（2 分），坏死范围 >30%（4 分）；胰腺外并发症，包括胸腔积液、腹腔积液、血管或胃肠道病变等（2 分）。评分≥4 分可诊断为 MSAP 或 SAP。

（3）腹部 MRI：除了与腹部 CT 有同样诊断作用外，MRI 还可通过胆胰管造影（MRCP）判断有无胆胰管梗阻。

【治疗原则】

1. 发病初期的处理

主要目的是纠正水电解质紊乱、支持治疗、防止局部和全身并发症。常规禁食，对有严重腹胀、麻痹性肠梗阻者应采取胃肠减压等相应措施。

2. 脏器功能的维护

（1）早期液体复苏：一经诊断应立即开始进行控制性液体复苏，必要时使用血管活性药物。

（2）SAP：发生急性肺损伤时给予鼻导管或面罩吸氧，当进展至 ARDS 时，处理包括机械通气和大剂量、短程糖皮质激素的应用，有条件时行气管镜下肺泡灌洗术。

（3）急性肾衰竭：主要是支持治疗，稳定血流动力学参数，必要时透析。

（4）其他脏器功能的支持：出现肝功能异常时可予保肝药物，弥散性血管内凝血时可使用肝素，上消化道出血时可应用质子泵抑制剂。

3. 抑制胰腺外分泌和胰酶抑制剂应用

生长抑素及其类似物（奥曲肽）、H_2 受体拮抗剂或质子泵抑制剂、蛋白酶抑制剂（乌司他丁、加贝酯）等。

4. 营养支持

MAP 患者只需短期禁食，不需肠内或肠外营养。MSAP 或 SAP 患者常先施行肠外营养，待患者胃动力能够耐受，及早（发病 48 小时内）实施肠内营养。肠内营养的最常用途是内镜引导或 X 线引导下放置鼻空肠管。

5. 抗菌药物应用

非胆源性 AP 不推荐预防使用抗菌药物。胆源性 MAP 或伴有感染的 MSAP 和 SAP，应常规使用抗菌药物。抗菌药物应用遵循"降阶梯"策略，选择针对革兰阴性菌和厌氧菌为主、脂溶性强、有效通过血 - 胰屏障的药物。推荐方案：①碳青霉烯类；②青霉素 + β - 内酰胺酶抑制剂；③第三代头孢菌素 + 抗厌氧菌；④喹诺酮 + 抗厌氧菌。疗程为 7 ~ 14 天，特殊情况下可延长应用时间。

6. 胆源性胰腺炎的内镜治疗

对于怀疑或已经证实的 AP 患者（胆源性），如果符合重症指标和（或）有胆管炎、黄疸、胆总管扩张或最初判断为 MAP 但在治疗中病情恶化者，应行鼻胆管引流或内镜下十二指肠乳头括约肌切开术（EST）。胆源性 SAP 发病的 48 ~ 72 小时内为行 ER-CP 的最佳时机，而胆源性 MAP 住院期间均可行 ERCP 治疗。

7. 局部并发症的处理

大多数 APFC 和 ANC 可在发病后数周内自行消失，无须干预，仅在合并感染时才有穿刺引流的指征。部分无症状假性囊肿和 WON 可自行吸收。APFC 可待 PPC 形成后考虑进行阶梯式微创引流或清除术。对于有症状或合并感染、最大径 >6cm 的假性囊肿和 WON 可行微创引流治疗。对于胰腺坏死感染的患者，可先经验性抗感染治疗，再根据细针穿刺结果选择针对性的抗菌药物，也可参考引流液或血培养结果。

8. 全身并发症的处理

发生 SIRS 时应早期应用乌司他丁或糖皮质激素。连续肾脏替代疗法（CRRT）推荐早期用于 AP 并发的 SIRS。菌血症或脓毒症者应根据药敏结果调整抗菌药物，要由广谱抗菌药物过渡至窄谱抗菌药物，要足量、足疗程使用。胰性脑病没有针对性治疗方法，及时、有效控制 AP 病情是预防和治疗胰性脑病的关键。SAP 合并 ACS 者应采取积极的救治措施，除合理的液体治疗、抗感染药物使用之外，还可使用血液滤过、微创减压以及开腹减压术等。

9. 中医中药

单味中药（如生大黄、芒硝）、复方制剂（如清胰汤、柴芍承气汤等）被临床实践证明有效。

10. 外科手术治疗

AP 早期阶段，除严重的 ACS，均不建议外科手术治疗。内镜下清创可使 90% 的坏死性 AP 得到完全缓解，是目前推荐的治疗 AP 合并感染性胰腺坏死的可选方法。在进阶式微创引流或清除术失败且坏死组织界限明确不再扩展时，或在 AP 后期阶段出现结肠瘘、肠壁坏死和多瘘口的患者，外科治疗仍为首选。

11. 其他措施

疼痛剧烈时考虑镇痛治疗，在严密观察病情下可注射盐酸布桂嗪、盐酸哌替啶等，不推荐应用吗啡或胆碱能受体拮抗剂（如阿托品、山莨菪碱）。免疫增强制剂和血管活性物质（如前列腺素 E_1 制剂、血小板活化因子拮抗剂等），可考虑在 SAP 中选择性应用。

（郝建宇）

第三十七章　慢性胰腺炎

慢性胰腺炎（CP）是以胰腺慢性炎症、纤维化、萎缩、钙化为特征，最终导致胰腺内外分泌功能不足的疾病，通常由酒精、吸烟、基因突变、自身免疫、病毒感染等多种因素相互作用导致。慢性胰腺炎的主要病理特征为：胰腺实质散在的钙化灶，纤维化，胰管狭窄、阻塞及扩张，胰管结石，胰腺萎缩、炎性包块、囊肿形成等。临床上以反复发作的上腹疼痛和胰腺内、外分泌功能不全为主要表现。

【诊断要点】

（一）临床表现

1. 症状

（1）常呈慢性过程，间歇性加重。

（2）腹痛：常为上腹部疼痛，性质为钝痛，可向腰背部放射。腹痛可分为两型：A型为间歇性腹痛，包括急性胰腺炎以及间断发作的疼痛，疼痛发作间歇期无不适症状，可持续数月至数年；B型为持续性腹痛，表现为长期连续的疼痛和（或）频繁的疼痛加重。

（3）内分泌不全症状：通常发生于后期，胰腺内分泌功能不全可表现为糖耐量异常或者糖尿病，由于胰高血糖素可随胰岛细胞损伤而减少，故亦合并脆性糖尿病（外源性补充胰岛素易致低血糖）。

（4）外分泌不全症状：胰腺外分泌功能不全早期可无任何临床症状，后期可出现体重减轻、营养不良、脂肪泻等。患者常消瘦明显、贫血、肌肉萎缩、皮肤弹性降低，易患泌尿系统、呼吸系统、消化系统等感染；严重慢性胰腺炎或胰管完全梗阻时，可有脂肪泻症状。患者可排油腻粪便甚至油滴，大便 3～4 次/天。

（5）并发症：可出现假性囊肿、胆总管狭窄、十二指肠梗阻、胰瘘、胰源性门静脉高压、胰源性胸腹水、假性动脉瘤和胰腺癌等并发症。

2. 体征

上腹部压痛，急性发作时可有腹膜刺激征，当并发巨大胰腺假性囊肿时，腹部可扪及包块。当胰头显著纤维化或假性囊肿压迫胆总管下段时，可出现巩膜、黏膜及皮肤黄染等黄疸表现。

（二）辅助检查

1. 影像学检查

（1）腹部超声：可见胰腺区伴声影的高回声病灶、胰管形态变化等。因其敏感性不高，仅作为初筛检查。此外，对于假性囊肿等慢性胰腺炎并发症具有一定的诊断意义。

（2）CT/MRI/MRCP：CT 检查的典型表现为胰腺钙化、胰管扩张、胰腺萎缩，CT是显示胰腺钙化的最优方法，平扫 CT 检查可显示胰腺微小钙化灶。MRI 诊断价值与

CT 相似，但对胰腺实质改变检测更敏感。MRCP 主要用于检查胆、胰管病变。

（3）超声内镜（EUS）：表现为胰腺实质异常及胰管异常：胰管结石、钙化、胰管狭窄、扩张等。EUS 诊断的敏感性高，对早期疾病诊断具有优势。EUS 引导下的细针穿刺抽吸活组织检查（EUS－FNA）主要用于肿块型慢性胰腺炎与胰腺癌的鉴别。

（4）经内镜胆胰管造影（ERCP）：主要表现为主胰管及其分支的变化，包括导管扩张、狭窄、变形、充盈缺损及假性囊肿。晚期呈"湖泊链"的典型表现。ERCP 术中组织及细胞学检查有助于鉴别胆管狭窄的良、恶性。

2. 实验室检查

（1）胰腺外分泌功能检测：常用方法有粪便弹性蛋白酶－1 检测和 ^{13}C 混合三酰甘油呼气试验（^{13}C－MTG－BT），胰泌素刺激磁共振胆胰管成像（s－MRCP）可通过十二指肠充盈程度对胰腺外分泌功能进行半定量分级评估。

（2）胰腺内分泌功能检测：空腹血糖（FPG）≥7.0mmol/L，或随机血糖≥11.1mmol/L，或口服葡萄糖耐量试验（OGTT）2 小时血糖≥11.1mmol/L，可诊断糖尿病。尚未诊断糖尿病的慢性胰腺炎患者建议每年进行一次血糖检测。3c 型糖尿病患者胰岛 B 细胞自身抗体阴性，胰多肽基线水平下降，存在胰腺外分泌疾病，可与其他类型糖尿病相鉴别。

（3）基因检测：对于特发性、青少年（年龄低于 20 岁）以及有胰腺疾病家族史的 CP 患者，可行基因检测，对 *PRSS*1、*SPINK*1、*CTRC*、*CFTR* 等相关基因进行测序分析。

（4）其他实验室检查：急性发作期可见血清淀粉酶升高，如合并胸、腹腔积液，胸、腹腔积液中的淀粉酶含量往往明显升高。血钙、血脂、甲状旁腺素、病毒、IgG$_4$ 等检查有利于明确病因。CP 也可出现血清 CA19－9 增高，如明显升高，应警惕合并胰腺癌的可能。脂溶性维生素、血清白蛋白、前白蛋白、镁、视黄醇结合蛋白等指标有助于判断机体营养状况。

（5）病理组织检查：胰腺活组织检查方法主要包括 CT 或腹部超声引导下经皮胰腺穿刺活组织检查，EUS－FNA 以及通过外科手术进行的胰腺活组织检查。目前活组织检查主要用于 CP 与胰腺癌的鉴别诊断。

【治疗原则】

（一）一般治疗

禁酒、戒烟，避免过量高脂、高蛋白饮食，适当运动。

（二）内科治疗

1. 急性发作期

原则同急性胰腺炎。

2. 外分泌功能不全

主要应用外源性胰酶替代治疗（PERT），合理膳食，首选含高活性脂肪酶的肠溶包衣胰酶制剂，于餐中服用。必要时添加中链三酰甘油及脂溶性维生素。

3. 糖尿病

改善生活方式，合理饮食。胰岛素抵抗患者，排除禁忌后可选用二甲双胍治疗，口服药物效果不佳时改为胰岛素治疗；对于合并严重营养不良患者，首选胰岛素治疗；由于 CP 合并糖尿病患者对胰岛素较敏感，应注意预防低血糖的发生。

4. 疼痛

（1）一般治疗：戒酒、戒烟、控制饮食。

（2）药物治疗：胰酶制剂、抗氧化剂及生长抑素对疼痛缓解可能有效。应用止痛药推荐由弱到强的阶梯式止痛疗法。

（3）因胰管狭窄、胰管结石等引起的梗阻性疼痛，可行内镜介入治疗。

（4）内科及介入治疗无效时可考虑手术治疗，对于部分有疼痛症状并伴有主胰管扩张的 CP 患者，在中长期疼痛缓解方面，手术优于内镜治疗。

（三）内镜介入治疗

主要适应证为胰管结石、胰管狭窄、胰腺假性囊肿、胆管狭窄等，有利于缓解胰源性疼痛，改善患者生活质量、主要方法包括 ERCP、体外震波碎石术（ESWL.）、EUS 引导下经胃十二指肠壁引流囊液等。

（四）外科手术治疗

保守治疗或者内镜微创治疗不能缓解的顽固性疼痛，怀疑恶变、多次内镜微创治疗失败或因合并其他并发症不适于内科及介入治疗或治疗无效者，需进行外科手术治疗。术式包括：胰腺切除术、胰管引流术和联合术式（Beger 术及改良术式、Frey 术、改良 Frey 术及 Berne 术）等。

附：自身免疫性胰腺炎

自身免疫性胰腺炎（AIP）为自身免疫引起的胰腺慢性炎症性病变。多见于老年男性，以胰头局灶性病变为主，临床常表现为梗阻性黄疸。根据病理及发病机制，AIP 分为 1 型（IgG_4 相关性胰腺炎）和 2 型（特发性导管中心性胰腺炎）。

【诊断要点】

（一）临床表现

该病缺乏特异性临床表现。常见的临床表现为梗阻性黄疸、腹部不适、体重减轻和血糖升高等，1 型 AIP 由于常合并 IgG_4 相关性硬化性胆管炎，黄疸表现者较为多见；2 型 AIP 由于形成胰腺肿块或引起胰管狭窄，偶可以急性胰腺炎为表现，部分患者合并炎症性肠病。

（二）辅助检查

1. 实验室检查

IgG_4 作为 1 型 AIP 相关的血清标志物，对于 AIP 的诊断具有重要作用，但其虽然具有较高的特异度，但敏感度仍稍显不足，因此尚需结合 IgG 等其他血清标志物。由于少部分胰腺癌患者有 IgG_4 升高，极少部分患者存在 AIP 合并胰腺癌的可能，因此不可因为 IgG_4 升高而排除胰腺导管腺癌（PDAC）的诊断。CA19 - 9 有助于 AIP 与胰腺癌的鉴别。

2. 影像学与核医学

AIP 从形态上可分为弥漫型和局限型（包括肿块型和节段型），因此在影像上的表现依其形态而有所不同。弥漫型更多见于 1 型 AIP，而肿块型更多见于 2 型 AIP。弥漫型或节段型 AIP 在 CT 和 MRI 上的特征性表现为胰腺弥漫性或节段性肿大，呈"腊肠样"，密度均匀，T_1 加权低信号，T_2 加权稍高信号。与急性胰腺炎所不同的是，AIP 罕见胰周积液或假性囊肿形成。同时，由于胰周脂肪纤维化，使病变胰腺周边呈低密度囊状缘，类似包膜，称"晕环征"，也称"假包膜征""鞘膜征"等。典型的 AIP 可出现延迟强化的特征，AIP 患者的胰管病变以狭窄为主，可表现为单发或多发的隧道样狭窄，且狭窄近端的胰管可不扩张或轻度扩张。

由于 AIP 和胰腺癌的纤维化程度不同，故两者在弥散加权（diffuse weighed image，DWI）和表观弥散系数（apparent diffusion coefficient，ADC）序列上的表现也有所不同。AIP 在 DWI 上为类似胰腺实质的均匀信号灶，而胰腺癌在 DWI 上表现为高信号。

PET/CT 也可被用于辅助 AIP 的诊断，其除了能通过糖代谢模式的不同鉴别病灶性质，也能通过比较胰外受累器官的糖代谢情况协助诊断。

3. 内镜检查

超声内镜（EUS）可近距离观察胰腺病灶。在合并 IgG_4 相关性硬化性胆管炎情况下，可发现受累的胆管呈高 - 低 - 高的"三明治"样回声模式。EUS 引导下的细针抽吸（FNA）、细针穿刺活检（FNB）和粗针穿刺活检（CNB）可获取细胞学或组织学材料，有助于疾病诊断。

ERCP 所见的 AIP 胰管改变主要有 3 点：①狭窄范围超过主胰管的 1/3；②狭窄近端胰管扩张不超过 5mm；③狭窄段分支胰管扩张。对于合并胆道梗阻的病人，ERCP 可同时进行诊断及治疗，具有一定优势。

【治疗原则】

（一）初发治疗

激素是治疗 AIP 的首选药物，存在临床症状是治疗的绝对指征，持续存在胰腺肿块或肝功能异常的无症状患者亦应接受治疗。泼尼松从 40mg 或 0.6mg/kg 开始诱导缓解，症状较轻或合并糖尿病可酌情减至 30mg 或 0.5mg/kg。2 周后复查血清标志物及影像学检查，如无疗效应考虑是否需修改诊断。维持 1 个月后按每周 5mg 逐渐减量，减至 20mg 以下或症状缓解缓慢者可每 2 周减 5mg。诱导治疗的总疗程通常应持续 12 周。

对于是否进行维持治疗仍存在着较大的分歧，有些专家建议获得缓解后应以 2.5 ~ 5.0mg 的剂量维持半年，有些则认为仅有复发高危因素的患者能从中获益。建议应充分评估患者的风险与获益来决定是否需维持治疗。

（二）复发治疗

首选治疗为再次给予激素或将激素加量。诱导缓解后，需要更长时间的减药过程与维持治疗。激素无效或难以耐受的患者，首选利妥昔单抗，也可采用如硫唑嘌呤、霉酚酸酯等其他免疫抑制剂，但往往需联合激素才能诱导缓解，缓解后再以单药维持。

（三）内镜治疗

存在梗阻性黄疸的患者，在开始激素治疗前可给予胆管减压、胆道引流，但对于黄疸较轻者也可不用引流。ERCP 可进行乳头活检，同时胆道引流后评估 CA－199 下降水平也可帮助鉴别诊断。

（四）手术治疗

大部分 AIP 患者不需手术治疗，少部分患者对内科治疗反应差或因胆管梗阻，需要长期留置胆管支架。该类患者，在权衡利弊后可考虑手术切除或行胆肠吻合。对于临床无法排除恶变可能的患者，亦必要进行手术治疗。

（五）其他治疗

糖尿病也是 AIP 较为常见的合并症之一。部分患者由于炎症导致胰腺内分泌功能受损发病，往往与 AIP 的其他症状同时出现，若仍处于较早阶段，则接受激素治疗后可明显好转。对于轻度血糖升高或疑似病例，可考虑采用二甲双胍治疗；对于严重营养不良的患者，胰岛素治疗应为首选，因为胰岛素有促进合成代谢的作用，但需警惕低血糖的发生。对于因胰腺外分泌功能不全而出现消化不良、白蛋白等营养指标下降的患者，应酌情补充胰酶制剂。胰酶替代治疗的目的是使患者的营养状态恢复到正常水平，而不应以缓解症状为目的限制饮食中必需的蛋白与脂肪。

（郝建宇）

第三十八章　胰腺癌

胰腺癌主要起源于胰腺导管上皮及腺泡细胞，早期诊断较困难，进展期胰腺癌生存时间短，胰腺癌的危险因素主要包括吸烟、肥胖、酗酒、慢性胰腺炎和糖尿病等。患有遗传性胰腺炎、Peutz-Jeghers 综合征、家族性恶性黑色素瘤及其他遗传性肿瘤疾患的患者，胰腺癌的风险显著增加，且胰腺癌有遗传易感性，约10%的胰腺癌患者具有遗传背景。

【诊断要点】

（一）临床表现

1. 腹痛

常为首发症状，常为持续、进行性加重的中上腹痛或持续腰背部疼痛，夜间明显；仰卧与脊柱伸展时加剧，俯卧、蹲位、弯腰坐位或蜷膝侧卧位可使腹痛减轻。

2. 消化不良

胆总管下端和胰腺导管被肿瘤阻塞，胆汁和胰液不能进入十二指肠，加之胰腺外分泌功能不全，大多数患者有食欲缺乏、消化不良、粪便恶臭和脂肪泻。

3. 黄疸

约90%的患者病程中出现黄疸。

4. 消瘦

消化吸收不良、焦虑导致体重减轻，晚期常呈恶病质。

5. 症状性糖尿病

50%胰腺癌病人在诊断时伴有糖尿病，新发糖尿病常是本病的早期征象。

6. 其他症状

肿瘤对邻近器官的压迫，如影响胃排空导致腹胀、呕吐；少数胰腺癌病人可因病变侵及胃、十二指肠壁而发生上消化道出血；持续或间歇性低热；游走性血栓性静脉炎或动脉血栓形成；腹痛、消化不良、失眠可导致患者个性改变、焦虑及抑郁。

（二）辅助检查

1. 肿瘤相关抗原 CA19-9

可异常表达于多种肝胆胰疾病及恶性肿瘤患者，虽非为肿瘤特异性，但血清 CA19-9 的上升水平仍有助于胰腺癌与其他良性疾病的鉴别。CA19-9 诊断胰腺癌的敏感性为79%～81%，特异性为82%～90%。CA19-9 水平的监测亦是判断术后肿瘤复发、评估放化疗效果的重要手段。其他肿瘤标志物包括 CEA、CA50 及 CA242 等联合应用有助于提高诊断的敏感性及特异性。

2. 生化指标

血清胆红素升高，以结合胆红素为主，重度黄疸时尿胆红素阳性，尿胆原阴性，粪便可呈灰白色，粪胆原减少或消失；并发胰腺炎时，血清淀粉酶和脂肪酶可升高。

3. 腹部超声

腹部超声作为筛查手段,可对梗阻部位、病变性质等做出初步评估。由于受胃肠道气体的干扰和操作者技术及经验水平的影响,敏感性及特异性不高,诊断价值有限。

4. 胰腺 CT

增强三维动态 CT 薄层扫描是诊断胰腺癌的最常用手段,针对胰腺肿瘤设置特别扫描参数,以准确描述肿瘤大小、部位、有无淋巴结转移特别是与周围血管的结构关系,可以用来评估肿瘤的可切除性及新辅助治疗的效果。

5. 内镜超声

超声内镜(EUS)及其引导下的细针穿刺活检(FNA)是目前胰腺癌定位及定性诊断最准确的方法。对于胰腺癌诊断,FNA 具有很高的诊断价值,是胰腺肿瘤进行病理学诊断的首选方式;其次,EUS 可准确描述病灶有无累及周围血管及淋巴结转移,在诊断门静脉或肠系膜上静脉是否受累方面,敏感性及特异性优于对肠系膜上动脉对的检测,有助于肿瘤分期的判断,但 EUS 的准确性受操作者技术及经验水平的影响较大。

6. ERCP

能直接观察十二指肠壁和壶腹部有无癌肿浸润,但不能直接显示肿瘤病变,对诊断胆道下端和胰管阻塞或有异常改变者有较大的诊断价值,诊断正确率达 90%;此外,胰腺癌特有征象如软藤征、双管征对胰腺癌有特异性诊断价值。直接收集胰液做细胞学检查及壶腹部活检做病理检查,可提高诊断率。必要时可同时放置胆管内支架,引流以减轻黄疸,为手术做准备。

7. MRI 与 MRCP

MRI 在胰腺肿瘤与慢性胰腺炎鉴别方面优于 CT 检查,且可清晰显示淋巴结及肝内转移灶情况,MRCP 检查无创、无需造影剂即可显示胰腺胆管系统,帮助判断病变部位,二者联合使用在胰腺肿瘤的部位、鉴别诊断、胰胆管受累情况等方面诊断价值更高。

【治疗原则】

对病灶较小的胰腺癌应争取手术切除,对失去手术机会者,常行姑息治疗性短路手术、化疗和放疗。

(一)外科治疗

根治性切除是目前治疗胰腺癌最有效的方法。对于可切除胰腺癌:胰头癌推荐根治性胰十二指肠切除术(Whipple 手术),胰体尾癌推荐根治性胰体尾联合脾脏切除术,部分胰腺颈部癌或胰腺多中心病灶可考虑全胰腺切除,其中 Whipple 手术是最常用的根治手术,但术后五年的生存率 <10%。

(二)内科治疗

晚期或手术前后病例均可进行化疗、放疗和各种对症治疗。

1. 胰腺癌的化疗

胰腺癌对化疗药物不敏感,全身治疗主要用于新辅助或辅助治疗,主要处理局部不可切除或转移患者的姑息性化疗。辅助化疗方案推荐以吉西他滨或氟尿嘧啶类药物［包括卡培他滨、替吉奥、氟尿嘧啶（5-FU）联合甲酰四氢叶酸钙（LV）］为主的联合化疗。

2. 胰腺癌的放疗

由于胰腺癌的放射抵抗性较高，同时相邻的空腔器官不能耐受高剂量放射，因此不能给予胰腺癌患者根治性的高剂量放疗。对大多数胰腺癌而言，放疗是一种局部的姑息治疗，放疗必须与化疗相联合。放疗期间的同步化疗常将吉西他滨或氟尿嘧啶类药物作为放射增敏剂使用，同时放疗前可行诱导化疗或放疗后行辅助化疗。对合并远处转移的胰腺癌，放疗作为姑息治疗，对缓解胰腺癌引起的腹背疼痛有一定疗效。

3. 内镜治疗

内镜技术在胰腺癌的姑息治疗、术后引流、缓解梗阻、癌痛等方面发挥着重要作用：①超声内镜引导下细针注射治疗（EUS-FNI）应用于中晚期胰腺癌的姑息治疗，主要包括溶腺瘤病毒注射术、光动力治疗术、射频消融术、物理治疗术（局部高温、低温治疗）、放疗粒子种植术；②超声内镜引导下胆管引流术（EUS-BD）可作为Whipple术后导致的畸形，无法行ERCP的胆管引流的补充；③超声内镜引导下胃肠吻合术（EUS-GJ）能长期有效地缓解十二指肠梗阻；④超声内镜引导下的腹腔神经丛药物封闭及阻滞可缓解患者疼痛，改善患者的生存质量；⑤ERCP作为失去手术机会的胰腺癌胆管引流首选方法，实现胆管减压。

4. 靶向治疗

目前推荐厄洛替尼联合吉西他滨用于局部进展或者合并远处转移的胰腺癌的治疗，但临床疗效有待商榷。

5. 镇痛治疗

阿片类制剂是控制胰腺癌疼痛的主要药物。若阿片类药物不能控制疼痛或导致不能耐受的不良反应，推荐使用神经丛切断、EUS引导下的神经丛消融术或无水酒精注射。

【随访】

切除术后的患者，术后2年内应每3~6个月随诊一次，实验室检查包括肿瘤标志物、血常规及生化等，影像学检查包括超声、X线及腹部CT等。

（郝建宇）

第三十九章　胰腺神经内分泌肿瘤

　　胰腺神经内分泌肿瘤（PNETs）比较少见，约占所有胰腺肿瘤的 3%～7%。胰腺神经内分泌肿瘤是一组异质性肿瘤，它们在临床表现、生物学行为及预后等方面都有很大的不同。与胰腺癌相比，胰腺神经内分泌肿瘤病情进展比较缓慢，但某些类型的神经内分泌肿瘤与小细胞癌的生物学行为相似，进展较快。PNETs 根据病理分化程度分为分化好的胰腺神经内分泌瘤（PNET）和分化差的胰腺神经内分泌癌（PNEC）。

　　大部分 PNETs 为散发，少数与遗传综合征相关，如多发性内分泌肿瘤 I 型（MEN - I）。根据肿瘤是否分泌相关激素，分为功能性与非功能性两大类。功能性 PNETs 能够持续分泌超生理水平的肽类激素，引起相应临床症状；而无功能性 PNETs 有时也可以分泌相关激素，但不会引起明显的临床症状，约 40% 的 PNETs 表现出与其分泌的激素相关的临床症状。功能性 PNETs 可分泌相关激素，包括胰岛素、胃泌素、胰高血糖素、血管活性肠肽（VIP）、生长抑素、生长激素释放因子（GRF）、促肾上腺皮质激素（ACTH）、甲状旁腺激素（PTH）和 5 - 羟色胺，引起相应临床表现。某些 PNETs 可同时分泌多种激素，但常以其中一种激素为主，该主要激素可引起相应的临床症状（表 39 - 1），其中胃泌素瘤在我国相对多见，且与胃肠疾病密切相关。本章将以胃泌素瘤为主线介绍 PNETs 诊断与治疗。

表 39 - 1　胰腺神经内分泌肿瘤的分类及特征

肿瘤类型	分泌的激素	胰腺细胞类型	临床表现	年发病率	占 PNET 的比例
胰岛素瘤	胰岛素	β	低血糖、神经低血糖症、交感神经兴奋	(2～4)/100 万	25%～30%
胃泌素瘤	胃泌素	G	腹痛、消化道溃疡、腹泻	(1～3)/100 万	15%～20%
血管活性肠肽瘤	血管活性肠肽	δ_2	大量水样泻、低钾血症、胃酸过少或胃酸缺乏	1000 万	3%～8%
胰高血糖素瘤	胰高血糖素	α	游走性坏死性红斑、高血糖、消瘦、静脉栓塞	2000 千万	5%
生长抑素瘤	生长抑素	δ	高血糖、胆石症、脂肪泻	4000 千万	1%～2%
GRF 瘤	生长激素释放因子		肢端肥大症		

　　胃泌素瘤又称卓 - 艾综合征，系由胰岛 D 细胞肿瘤分泌大量胃泌素引起复发性、多发性与难治性溃疡及高胃酸分泌为特征的临床综合征。因肿瘤多位于胰腺，因此又称为胰源性溃疡综合征。胃泌素瘤可分为散发性和多发性内分泌肿瘤 I 型（MEN - I）相关型两类，以散发性更为常见，约占 80%。

【诊断要点】

（一）临床表现

胃泌素瘤多发生于 20～50 岁之间，男性患者占 60%。主要临床表现为症状显著的溃疡和腹泻。

1. 腹痛

为顽固性消化性溃疡所致。胃酸大量分泌引起十二指肠球部及特殊部位溃疡（如十二指肠降部、食管下段、球后、高位空肠等），溃疡常呈多发，上腹痛重而顽固，溃疡难以经内科治疗痊愈，且易复发。约 20%～25% 可发生出血和急性穿孔。

2. 腹泻

高胃酸分泌状态合并腹泻是胃泌素瘤的经典表现。约 40% 患者具有腹泻，17% 腹泻呈顽固性，多为水样便，也可以为脂肪泻。腹泻可早于消化性溃疡数月、数年出现。腹泻时粪便每天可达 10～30 次，量可达 2500～10000ml，严重时可致脱水、低钾血症或吸收不良与消瘦。一般治疗难以控制，抑酸治疗可以缓解腹泻的症状。

3. 合并多发性内分泌腺瘤病（MEN－Ⅰ）

部分胃泌素瘤可并发其他内分泌肿瘤，其中以甲状旁腺瘤最多，也可见于脑垂体、肾上腺、甲状腺和胰岛 B 细胞瘤等，当合并这些腺瘤时可产生相应激素增多的临床症状。

（二）实验室检查

1. 胃液分析

夜间 12 小时胃液总量 >1000ml，基础酸排出（BAO）>15mmol/h（胃大部切除术后者 >5mmol/h）。本征患者壁细胞已处于最大刺激状态，故对五肽胃泌素的刺激不再产生反应，致最大酸排出（MAO）增加不明显，故 BAO/MAO >60%。

2. 血清胃泌素测定

正常人和一般消化性溃疡空腹血清胃泌素为 50～150pg/ml，胃泌素瘤者常大于 500pg/ml，甚至高达 1000pg/ml，当空腹血清胃泌素 >1000pg/ml 且有相应的临床症状者，即可确诊为本病。

3. 铬粒素 A

铬粒素 A 被称为各种神经内分泌肿瘤的通用标记物，在胃泌素瘤中 80% 以上增高，如肿瘤合并转移时，其数值更高。

4. 激发试验

（1）促胰泌素激发试验：胰泌素可刺激胃泌素的分泌，在静脉注射前及注射后分次测定血清胃泌素，胃泌素瘤患者于注射后 5～10 分钟血清胃泌素值可升至 500pg/ml。

（2）钙激发试验：钙离子可刺激肿瘤释放胃泌素，静注钙剂后分次抽血查血清胃泌素，胃泌素瘤者于注射后 3 小时血清胃泌素值达高峰，常大于 400pg/ml，高钙血症者忌做此试验。

（三）影像学检查

1. B 超、CT、MRI

为非创伤性检查，常被首选，但因对小的肿瘤难以发现，故其对胃泌素瘤检查的敏感性分别仅为 23%、50% 及 21%。

2. 胃镜和超声内镜

胃镜可见大量胃液存留，胃黏膜皱襞肥大，十二指肠和空肠黏膜不规则增粗、肠腔扩大，尤其可发现胃和十二指肠球部溃疡、球后溃疡以及其他异位溃疡等，少数可发现存在于胃及十二指肠的胃泌素瘤。超声内镜对于发现胰腺与十二指肠的胃泌素瘤颇有价值，尤其是位于十二指肠的较小、多发的肿瘤。

3. 选择性血管造影

当上述检查阴性时可选用。经腹腔动脉插管行肠系膜上动脉和胰动脉造影，约 50% 的病例可有阳性发现。

4. 经皮经肝门静脉插管分段采血查胃泌素浓度（PTPVS）

可分别收集胰、十二指肠、空肠的静脉血，以测定胃泌素浓度，有助于定位诊断。

5. 生长抑素受体核素显像（SSRS）

由于胃泌素瘤细胞膜表面可表达生长抑素受体，因此该检查有利于发现位置特殊的胃泌素瘤原发灶以及转移灶，但其敏感性与肿瘤的大小相关。

目前对于 PENTs 建议用 CT 结合 SSRS，对于仍然不能明确原发灶，可选用 PET。常规 PET 检查对 PNET 的检出率较差，如考虑胃泌素瘤，建议采用 ^{68}G 标记的 PET 检查。

（四）诊断标准

男性中青年患者，若有以下表现，可作为定位诊断依据。①复发性、异位性及难治性溃疡伴抑酸治疗有效的腹泻；②胃酸测定 BAO 每小时 >15mmol，五肽胃泌素刺激后 BAO/MAO >60%；③空腹血清胃泌素水平 >500pg/ml；④影像学检查发现胰腺有占位性病变；⑤经皮经肝门静脉插管分段采血检测胃泌素水平。

【治疗原则】

胃泌素瘤根本的治疗方法是手术切除肿瘤，对肿瘤不能切除者和找不到肿瘤者可行药物治疗。

（一）手术治疗

1. 肿瘤切除

应视肿瘤存在的部位制订切除方案。术中超声检查及细针穿刺细胞学检查可进一步提高肿瘤诊断的敏感性。肿瘤如完全被切除，则胃酸分泌及血清胃泌素将迅速正常。

2. 切除其他内分泌肿瘤

伴甲状旁腺肿瘤者，应在腹部手术前先行甲状旁腺肿瘤切除。

（二）药物治疗

1. 抑酸剂

其用量应较一般溃疡病为大，且维持时间较长。首选质子泵抑制剂，但剂量常大于一般的消化性溃疡；比如奥美拉唑 60mg，q12h；一般认为当 BAO 每小时 <10mmol 或当胃大部切除后 <5mmol，才是抑酸剂剂量足够的标准。

2. 生长抑素及衍生物

短期应用可显著抑制胃酸和胰液分泌，并使90%患者血浆胃泌素水平降低。如奥曲肽其剂量自 50～150μg，每8小时皮下注射一次。

3. 长效奥曲肽（善龙）

每4周肌内注射一次，可控制症状，部分还可控制肿瘤生长。

（三）化疗

对肿瘤难以切除或已有转移者，可行化疗。一般选用链佐霉素、氟尿嘧啶或从腹腔动脉插管行链佐霉素介入治疗。目前有靶向药物和雷帕霉素类药物用于治疗胃泌素瘤和PNETs。

总之，PNET的治疗应根据其病理类型、基于增生指数 Ki67 和核分裂象的分级以及分期选择不同的治疗方案。

【预后】

胃泌素瘤瘤体较小，生长缓慢，肿瘤自然病史为构成生存期较长的基本因素；目前因有强大的抑酸剂治疗及高新技术便于发现肿瘤并予以及时切除，故5年和10年生存率可达100%与90%，不能切除或有远处转移者，生存率下降至43%和25%，早期诊断对预后有重大意义。

总之，90%以上的 pENTs 是恶性肿瘤。临床对于出现相关症状，无法用常见疾病解释时，应考虑到本病可能，行相应检查明确诊断。

（李景南）

第四十章 消化道出血

第一节 上消化道出血

上消化道出血（UGH）是指 Treitz 韧带以上的消化道（包括食管、胃、十二指肠或肝胆胰等）病变引起的出血，胃空肠吻合术后空肠病变出血亦属此范围。

上消化道出血是临床常见的危重症之一，研究显示其年发病率为（19.4～57.0）/10万，发病后 7 天再出血率为 13.9%，病死率为 8.6%。最常见的病因是消化性溃疡、食管胃底静脉曲张破裂、急性糜烂出血性胃炎和上消化道恶性肿瘤，食管贲门黏膜撕裂综合征引起的出血亦不少见，近年来服用 NSAIDs、阿司匹林或其他抗血小板聚集药物也逐渐成为上消化道出血的重要病因。按发病机制可分为四大类。①上消化道疾病：食管、胃十二指肠疾病；②门静脉高压引起的食管胃底静脉曲张破裂或门脉高压性胃病；③上消化道邻近器官或组织的疾病：胆道出血、胰腺疾病累及十二指肠、主动脉瘤破入食管、胃或十二指肠、纵隔肿瘤或脓肿破入食管；④全身性疾病：血管性疾病、血液病、尿毒症、结缔组织病、急性感染流行性疾病等。

【诊断要点】

（一）临床表现

上消化道出血的临床表现一般取决于病变性质、部位、出血量与速度。

1. 呕血与黑便

呕血与黑便是上消化道出血的特征性表现。上消化道大量出血之后，均有黑便。出血部位在幽门以上者常伴有呕血，若出血量较少、速度慢亦可无呕血；反之，幽门以下出血如出血量大、速度快，可因血反流入胃引起恶心、呕吐而表现为呕血；部分患者出血量较大、肠蠕动过快也可出现血便；粪便或呕吐物隐血试验阳性。

2. 失血性周围循环衰竭

急性大量失血时由于循环血容量迅速减少而导致周围循环障碍。表现为头晕、面色苍白、突然起立发生晕厥、肢体冷感、心率增快、血压降低等周围循环衰竭征象，严重者呈休克状态。少数患者仅有周围循环衰竭征象而无显性出血，此类患者应避免漏诊。

3. 贫血和血常规变化

急性大量出血后血红蛋白浓度、红细胞计数与血细胞比容下降，为失血性贫血，再出血后经 3～4 小时以上出现，24～72 小时血液稀释到最大限度。出血 24 小时内网织红细胞即见增高。上消化道大量出血后白细胞计数升达（10～20）×10^9/L。

4. 发热

上消化道大量出血后可出现低热，持续 3～5 天降至正常。

5. 氮质血症

在上消化道大量出血后，可出现肠源性氮质血症。

（二）诊断依据

1. 上消化道出血诊断的确立

根据呕血、黑便和周围循环衰竭的临床表现，呕吐物或粪便隐血试验呈阳性，血红蛋白浓度、红细胞计数及血细胞比容下降的实验室证据，可做出上消化道出血的诊断，但必须注意与以下情况相鉴别。①排除消化道以外的出血因素：呼吸道出血，口、鼻、咽喉部出血，食物（如动物血）或药物（如铁剂、铋剂等）引起的黑便，对可疑患者可行胃液、呕吐物或粪便隐血试验；②判断是上消化道还是下消化道出血：呕血、黑便提示上消化道出血，血便大多来自下消化道出血，但是高位小肠乃至右半结肠出血，如血在肠腔停留时间久亦可表现为黑便，上消化道短时间内大量出血亦可表现为血便，如不伴呕血很难与下消化道出血鉴别，应及时做急诊胃镜检查明确诊断。

2. 出血严重程度的估计和周围循环状态的判断

成人每日消化道出血大于 5~10ml，粪便隐血试验阳性，每日出血量 50~100ml 可出现黑便。出血量超过 400~500ml，可出现全身症状，如头晕、心慌、乏力等。短时间内出血量超过 1000ml，可出现周围循环衰竭表现。

依照呕血与黑便的频度与量估计出血量是不精确的，血红蛋白浓度、红细胞计数及血细胞比容可估计失血的程度，但不能在急性失血后立即反映出来，仅供参考。临床可以根据血容量减少导致周围循环改变如伴随症状、脉搏和血压、化验检查来综合判断失血量。应警惕少数患者仅有周围循环衰竭征象而无显性出血，避免漏诊。

3. 出血是否停止的判断

如果患者症状好转、脉搏及血压稳定、尿量大于 30ml/h，提示出血停止。下述症候与化验提示有活动性出血：①呕血或黑便次数增多，呕吐物呈鲜红色或排出暗红色便，或伴有肠鸣音活跃；②经快速输液输血，周围循环衰竭的表现未见明显改善或虽暂时好转而又恶化，中心静脉压仍有波动，稍稳定又再下降；③红细胞计数、血红蛋白浓度测定及血细胞比容继续下降，网织红细胞计数持续增高；④补液与尿量足够的情况下，血尿素氮持续或再次增高；⑤胃管抽出物有较多新鲜血。

4. 出血的病因诊断

病史、症状与体征可为出血的病因提供重要线索，但确诊出血的原因与部位需靠器械检查。

（1）病史、症状与体征提供的线索：如消化性溃疡有慢性反复发作上腹痛史；应激性溃疡患者多有明确的应激源；恶性肿瘤患者多有乏力、食欲减退、消瘦等表现；有黄疸、右上腹绞痛症状应考虑胆道出血。

（2）实验室检查：胃液或呕吐物或粪便隐血试验、外周血红细胞计数、血红蛋白浓度、血细胞比容、凝血功能试验、尿素氮、肝功能、肿瘤标志物等检查。

（3）内镜检查：是目前诊断上消化道出血病因的首选检查方法，应尽早在出血后 24~48 小时内进行。有循环衰竭征象者，如心率 >120 次/分，收缩压 <90mmHg 或基础收缩压降低 >30mmHg、Hb <50g/L 等，应先迅速纠正循环衰竭后再行内镜检查。危重患者内镜检查时应进行血氧饱和度和心电图、血压监护。内镜检查不仅可以判断出

血部位、病因，还可评估再出血的危险性，同时可进行内镜止血治疗并可行活组织检查以明确病灶性质。应仔细检查贲门、胃底部、胃体小弯、十二指肠球部后壁及球后等比较容易遗漏病变的区域，对检查至十二指肠球部未能发现出血病变者，应深插内镜至乳头部检查，若发现有 2 个以上的病变，要判断哪个是出血性病灶。

（4）X 线钡餐检查：对经内镜检查出血原因仍不明、怀疑病变在十二指肠降段以下小肠段者，有特殊诊断价值，也适用于有内镜检查禁忌证或不愿进行内镜检查者，活动性出血时禁忌此项检查。

（5）其他检查：如选择性动脉造影、放射性核素扫描、单（双）气囊小肠镜或胶囊内镜等。

【治疗原则】

（一）一般急救措施

患者应卧床休息，保持呼吸道通畅，避免呕血时血液吸入引起窒息，放置胃管，必要时吸氧，活动性出血期间禁食。严密监测患者生命体征，如心率、血压、呼吸、尿量、神志变化、肢体温度、皮肤和甲床色泽、周围静脉特别是颈静脉充盈情况等，意识障碍和排尿困难者需留置导尿管，危重大出血者必要时进行中心静脉压、血清乳酸测定，老年患者常需心电图、血氧饱和度和呼吸监护。观察呕血与黑粪情况，并定期复查红细胞计数、血红蛋白浓度、血细胞比容及尿素氮。

（二）积极补充血容量

立即建立快速静脉通道，静脉输入晶体液，同时准备输血。输液、输血速度要快，可以加压输血，以尽快把收缩压升高至 10.67 ~ 12kPa（80 ~ 90mmHg）水平。对于有心、肺、肾疾患及老年患者，要防止因输液、输血量过多、过快引起的急性肺水肿，密切观察患者的一般状况、生命体征及尿量变化，并通过测定中心静脉压来随时调整输入量。下述征象对血容量补充有很好的指导作用：意识恢复；四肢末端由湿冷、青紫转为温暖、红润；肛温与皮温差减小（<1℃）；脉搏由快弱转为正常有力，收缩压接近正常，脉压大于 30mmHg；尿量多于 0.5ml/（kg·h）；中心静脉压改善。

下列情况时可输血，紧急时输液、输血同时进行：①收缩压 <90mmHg，或较基础收缩压降低幅度 >30mmHg；②血红蛋白 <70g/L，血细胞比容 <25%；③心率增快（>120 次/分）。对于合并有缺血性心脏病等严重疾患的患者，输血目标可适当提高。

（三）止血措施

1. 非静脉曲张破裂出血的治疗

（1）药物治疗：①抑酸药物。能提高胃内 pH，可促进血小板聚集和纤维蛋白凝块的形成，避免血凝块过早溶解，有利于止血和预防再出血，临床常用的制酸剂主要包括质子泵抑制剂（PPIs）和 H_2 受体拮抗剂（H_2RAs），首选 PPIs。上消化道大出血推荐使用大剂量 PPIs 治疗。PPIs 80mg 静脉推注后，以 8mg/h 输注持续 72 小时，PPIs 几乎完全抑制胃酸分泌，且作用持久，可使胃内 pH 平稳 >6.0。尽可能早期应用 PPIs，内镜检查前应用 PPIs 可以改善出血病灶的内镜下表现，从而减少内镜下止血的需要；内镜治疗后，应用大剂量 PPIs 可以降低高危患者再出血的发生率，并降低病死率。②止血药物：静脉止血药包括注射用巴曲酶、卡巴克洛、6-氨基己酸、氨甲环酸、卡络磺钠等，大出血时可酌情选用。去甲肾上腺素可使血管收缩而止血，可用冰盐水稀释后经胃管灌注或口服；凝血酶促进血液在黏膜表面凝固，10～100U/ml 经口服给药。老年患者慎用静脉止血，以局部止血为主。

（2）内镜治疗：起效迅速、疗效确切，应作为治疗的首选。推荐对 Forrest 分级 Ⅰa～Ⅱb 的出血病变行内镜下止血治疗。常用的内镜止血方法包括止血药物喷洒、药物局部注射、热凝止血和机械止血。药物注射常选用 1∶10000 肾上腺素盐水、95%～100% 无水乙醇、硬化剂等；热凝止血包括氩离子凝固术（APC）、热探头等方法；机械止血主要采用各种止血夹。临床证据表明，在药物注射治疗的基础上，联合一种热凝或机械止血方法，可以进一步提高局部病灶的止血效果。对于常规止血方法难以控制出血者，近年来有使用喷剂 Hemospray 或 Over-The-Scope-Clip（OTSC）系统进行止血的临床报道，初步研究显示其具有较高的止血率和较低的再出血率。

（3）放射介入治疗：选择性血管造影及栓塞，适用于药物及内镜不能控制的非静脉曲张性上消化道出血，针对造影剂外溢或病变部位经血管导管滴注止血药。无效者可做栓塞止血治疗。

（4）手术治疗：诊断明确但药物、内镜和介入治疗无效者以及诊断不明确、但无禁忌证者，可考虑剖腹探查，结合术中内镜止血治疗。

（5）针对出血病因的治疗：对出血的病因比较明确者，如 Hp（+）的消化性溃疡患者，应予根除 Hp 治疗及抗溃疡治疗。需要长期服用非甾体抗炎药者或者抗血小板药物，一般推荐同时服用 PPI 或黏膜保护剂。对于服用氯吡格雷的患者，临床医师应遵循药物说明书，选择没有争议的 PPI；建议根据患者具体情况，决定 PPI 联合应用的时间，高危患者可在抗血小板治疗的前 6 个月联合使用 PPI，6 个月后改为 H_2 受体阻滞剂（H_2RA）或间断服用 PPI。抗栓治疗患者消化道出血稳定后，应该尽快恢复抗栓治疗。

2. 静脉曲张破裂出血的治疗

（1）降低门脉压力的药物：目前临床急诊常用降门静脉压药物包括血管升压素及其类似物（特利加压素）、十四肽生长抑素及其类似物（奥曲肽）。①生长抑素及其类似物：生长抑素及其类似物影响门静脉高压症血流动力学是由于其选择性作用于内脏血管平滑肌，导致腹腔局部动脉收缩、门静脉血流量减少，从而降低门静脉压力。目前用于临床的有十四肽天然生长抑素，首剂 250μg 静脉注射，再以 250μg/h 持续静脉滴注；另一种人工合成的衍生物奥曲肽，常用量为首剂 100μg 静脉缓注，继以 25～50μg/h 持续静脉滴注。②血管升压素及其类似物：血管升压素的多种不良反应与它的强有力的收缩血管作用有关，包括心脏和外周血管缺血表现，如心律失常、心绞痛、心肌梗死、高血压、肠缺血，也可能出现水钠潴留或低钠血症。联合硝酸甘油可以减少血管升压素的不良反应。血管升压素一次注射剂量为 10～20U，10 分钟后持续静脉滴注（0.4U/min），最大速度为 0.9U/min，随着剂量的增加全身不良反应增加；如果出血停止，剂量逐渐减少，应每 6～12 小时减 0.1U/min，疗程一般为 3～5 天。垂体后叶素的用法、疗效与血管升压素相似，但是，垂体后叶素的疗效有限，不良反应多，近年来临床应用有减少的趋势。

（2）三腔二囊管压迫止血：药物控制出血无效及无急诊内镜或 TIPS 治疗条件的

情况下，使用三腔二囊管压迫可使 80% ~ 90% 出血病例得到控制，但再出血率高达50% 以上，并且患者痛苦大，并发症多（如吸入性肺炎、气管阻塞等）。一般在药物或内镜治疗失败 24 小时内实施三腔二囊管压迫止血，作为挽救生命的措施，三腔二囊管压迫止血无绝对禁忌证。经鼻腔插入三腔二囊管，进入胃腔后先抽出胃内积血，然后注气入胃囊，向外加压牵引，用以压迫胃底，若未能止血，再注气入食管囊，压迫食管曲张静脉。持续压迫 12 小时后要放气 30 分钟，必要时可重复充盈气囊恢复牵引。

（3）内镜治疗：目的是控制急性食管胃底静脉曲张出血，并尽可能使静脉曲张消失或减轻以防止其再出血。内镜治疗包括食管静脉曲张套扎术（EVL）、硬化剂或组织胶注射治疗。并发症：食管狭窄、大出血、发热、穿孔、纵隔炎、溶血反应（5% 鱼肝油酸钠）、异位栓塞等。

（4）放射介入治疗：经颈静脉肝内门体分流术（TIPS），适用于食管静脉曲张破裂出血，对药物疗效差、反复出血的患者，止血效果可靠。TIPS 优点是微创，但也可发生分流道再狭窄或闭塞和肝功能受损及肝性脑病。

（5）手术治疗：有断流和分流两大类，采取何种手术方式为最佳应根据医师个人经验和患者肝功能情况而定。药物或内镜治疗不能控制的出血或出血一度停止后 5 天内再次出血，Child - Pugh A/B 级者行急诊手术有可能挽救患者生命，对 Child - Pugh C 级者肝移植是理想的选择。

（6）预防再出血用药：对于有过食管静脉曲张破裂出血的患者，目前预防再出血的治疗主要是药物治疗。普萘洛尔起始剂量为 10mg，每日 2 次，可渐增至最大耐受剂量；卡维地洛起始剂量为 6.25mg，每日 1 次，如耐受可于 1 周后增至 12.5mg，每日 1 次；纳多洛尔起始剂量 20mg，每日 1 次，渐增至最大耐受剂量，可长期使用。应答达标的标准：肝静脉压力梯度（HVPG）≤12mmHg 或较基线水平下降≥10%。应用普萘洛尔或纳多洛尔的患者，若不能检测 HVPG 应答，则应使静息心率下降到基础心率的75% 或静息心率达 50 ~ 60 次/分。

【预后】

病情严重程度分级：一般根据年龄、症状、失血量等指标将上消化道出血分为轻、中、重度。年龄超过 65 岁，伴发重要器官疾患、休克、血红蛋白浓度低、需要输血者的再出血危险性增高。无肝、肾疾患者的血尿素氮、肌酐或血清氨基转移酶升高者，病死率增高。此外，多部国际指南中一致推荐使用经过临床验证的预后评分体系来评估患者的病情严重度，以指导后续治疗。这类评分中应用较为广泛的有：Rockall 评分系统分级（表 40 - 1），该评分系统用于评估患者的病死率，是目前临床广泛使用的评分依据之一，该系统依据患者年龄、休克状况、伴发病、内镜诊断和内镜下出血征象 5 项指标，将患者分为高危、中危或低危人群，其取值范围为 0 ~ 11 分。Blatchford 评分（表 40 -2），该评分系统用于在内镜检查前预判哪些患者需要接受输血、内镜检查或手术等后续干预措施，其取值范围为 0 ~ 22 分。近期研究认为 Blatchford 评分在预测上消化道出血患者病死率方面与 Rockall 评分准确性相当，而在预测输血率、手术率等方面则优于 Rockall 评分。

表 40 – 1 Rockall 评分系统

变量	评分
年龄	
<60 岁	0
60 ~ 79 岁	1
≥80 岁	2
休克	
无休克[a]	0
心动过速[b]	1
低血压[c]	2
伴发病	
无	0
心力衰竭，缺血性心脏病或其他重要伴发病	2
肾衰竭、肝衰竭和癌肿播散	3
内镜诊断	
无病变，Mallory – Weiss 综合征	0
溃疡等其他病变	1
上消化道恶性疾病	2
内镜下出血征象	
无或有黑斑	0
上消化道血液潴留，黏附血凝块，血管显露或喷血	2

注：a. 收缩压 > 100mmHg，心率 < 100 次/min；b. 收缩压 > 100mmHg，心率 > 100 次/分；c. 收缩压 < 100mmHg，心率 > 100 次/分。积分≥5 分为高危，3 ~ 4 分为中危，0 ~ 2 分为低危。

表 40 – 2 Blatchford 评分

项目	评分
收缩压（mmHg）	
100 ~ 109	1
90 ~ 99	2
<90	3
血尿素氮（mmol/L）	
6.5 ~ 7.9	2
8.0 ~ 9.9	3
10.0 ~ 24.9	4
≥25.0	6
血红蛋白（g/L）	
男性	
120 ~ 129	1
100 ~ 119	3
<100	6
女性	
100 ~ 119	1
<100	6
其他表现	
脉搏≥100 次/分	1
黑便	1
晕厥	2
肝脏疾病	2
心力衰竭	2

注：积分≥6 分为中高危，<6 分为低危。

（张　玫）

第二节 急性静脉曲张性上消化道出血

静脉曲张出血主要是指食管胃静脉曲张出血，占全部上消化道出血病因的第 3 位，是肝硬化最常见的并发症及主要死亡原因。食管胃静脉曲张缘于门静脉高压侧支循环形成。门静脉高压的发生机制是由于门静脉系统阻力增加和门静脉血流量增多。当门静脉压力增高，超过 200mmH$_2$O 时，消化器官和脾的血液回流受阻，导致门静脉系统的许多部位与腔静脉之间形成门-体侧支循环，引起消化道不同部位的静脉曲张，其中上消化道以食管胃静脉曲张最常见，最具临床意义。十二指肠静脉曲张也有发生，但较罕见。门静脉高压的病因中以各种原因所致的肝硬化最为多见，肝静脉/肝段下腔静脉阻塞综合征（Budd-Chiari 综合征）、门静脉系统阻塞性疾病、肝小静脉闭塞等亦可见到。

【诊断要点】

（一）临床表现

1. 呕血

是食管胃静脉曲张出血的特征性表现。多数患者出血量大、速度快，表现为来势凶猛的大量呕血，呈鲜红色、暗红色或混有凝血块。血液在胃内停留时间长，呕吐物会呈棕褐色或咖啡渣样，此乃血红蛋白与胃酸作用形成酸化正铁血红蛋白所致。

2. 便血与黑便

呕血的同时，部分血液经肠道排出体外，导致便血或黑便。出血量大、血液在肠道停留时间短，表现为鲜红色或暗红色血便；出血量小，可无呕血而仅表现黑便。因血液来自上消化道，在肠道停留时间较长而通常呈柏油样便，此因血红蛋白在肠内与硫化物结合形成硫化亚铁而呈黑色，且表面附有黏液所致。

3. 失血性休克

急性大量出血可导致周围循环衰竭。一般出血量在 20% 血容量时表现为头晕、心慌、乏力，起立时晕厥、肢体发凉、心率加快、血压偏低等。出血量在 30% 血容量时呈休克状态，表现为烦躁不安、呼吸急促、面色苍白、四肢湿冷、血压下降和尿量减少。

4. 贫血和血常规变化

在出血早期，由于血液浓缩，血红蛋白、红细胞计数与血细胞比容可无明显变化。出血后 24 小时血液稀释到最大，才表现出贫血。肝硬化患者血小板、白细胞计数降低。

5. 发热

在大量出血后，通常在 24 小时内出现低热，持续数天恢复正常。其原因不清，可能与周围循环衰竭导致体温调节中枢功能障碍有关。

6. 氮质血症

大量出血后，由于血液蛋白质的消化产物在肠道被吸收，血中尿素氮浓度可暂时升高。

（二）伴随症状

1. 肝硬化门静脉高压者

多数可伴有脾大、蜘蛛痣、肝掌、腹壁静脉曲张或有腹腔积液，化验有肝功能障碍；少数无病史或伴随症状不明显而以出血为首发症状。局限性门静脉系统阻塞性疾病所致门静脉高压者可无全身表现或表现轻微。

2. 大量出血

可诱发肝性脑病。

（三）辅助检查

1. 胃镜检查

胃镜检查是首选方法。有肝硬化、静脉曲张的出血患者不一定都是静脉曲张破裂出血，有少数是来自消化性溃疡、急性胃黏膜糜烂或其他原因。一般不主张在有活动出血时单纯为诊断而行胃镜检查，应在大出血基本控制、患者基本情况稳定时行胃镜检查，与治疗同时进行。

2. X线钡餐检查

目前已多为胃镜检查所代替，主要适用于有胃镜检查禁忌证或不愿行胃镜检查者，可明确静脉曲张及上消化道其他病变。检查应在出血停止数天后进行。

3. 其他检查

选择性腹腔动脉造影很少应用于静脉曲张出血的诊断，但在某种特殊情况下可以应用，如虽有静脉曲张但考虑有其他原因出血而又无法行胃镜或钡餐检查者以及反复出血胃镜检查不能确诊者，经脾门静脉造影对罕见部位静脉曲张（如十二指肠静脉曲张）有重要诊断价值。

【治疗原则】

（一）常规急救措施

应卧床休息，禁食，保持呼吸道通畅，防止呕血时窒息；监测生命体征，如呼吸、心率、血压、尿量及神志；观察呕血与黑便情况；观察血红蛋白；血细胞比容与尿素氮变化；必要时吸氧；根据情况进行心电监护和中心静脉压测定；注意并发症的预防和处理，如吸入性肺炎、肝性脑病、感染和电解质紊乱等。

（二）恢复血容量

立即查血型和配血；尽快建立有效静脉输液通道；应注意，恢复血容量要谨慎，过度输血或输液可能导致继续或重新出血；避免单用氯化钠溶液，以免加重腹腔积液。

（三）止血措施

1. 药物治疗

药物是首选的治疗手段。β受体阻滞剂因可降低血压、抑制心率，不建议在急性出血期使用。

（1）血管升压素：常用垂体后叶素，有收缩内脏血管、减少门静脉血流量作用。不良反应有腹痛、血压升高、心绞痛等，有心血管疾病者禁用。可单用或联用硝酸酯类药物以降低其不良反应，用法为 0.2 ~ 0.4U/min 连续静脉泵入，一般不超过 24 小时。特利加压素（三甘氨酰赖氨酸）是合成的血管升压素类似物，对全身血流动力学影响小，推荐剂量为 2mg，每 4 小时一次。

（2）生长抑素及其类似物：能够降低内脏血流量，抑制胰高血糖素释放，止血安全有效。常用有十四肽生长抑素，用法为首剂 250μg 静脉缓注，继以 250μg/h 持续静脉滴注。奥曲肽为八肽的生长抑素类似物，用法为首剂 100μg 静脉缓注，继以 25 ~ 50μg/h 持续静脉滴注。

（3）抑酸药物：能提高胃内 pH，促进血小板聚集和纤维蛋白凝块形成，避免血凝块溶解。常用质子泵抑制剂（PPI），如奥美拉唑、埃索美拉唑、兰索拉唑和泮托拉唑；H_2 受体阻滞剂，如雷尼替丁、法莫替丁。推荐奥美拉唑 80mg 静脉推注后，以 8mg/h 泵入，持续 72 小时。

（4）抗生素应用　出血是肝硬化门静脉高压患者发生严重细菌性感染的高危因素，抗生素有助于止血和预防感染，应短期预防性使用抗生素，可用喹诺酮类或头孢类抗生素。

（5）止血类药物：包括维生素 K、凝血酶等，可作为出血的辅助治疗。

2. 气囊压迫术

有效但复发率高，通常用于药物治疗无效或内镜治疗前的过渡治疗，以获得短期止血效果。

3. 内镜治疗

内镜治疗，应与药物治疗联合应用，争取在出血相对静止和休克得到基本控制情况下实施内镜治疗。对食管静脉曲张可行套扎术或注射硬化术或二者联用，对胃底静脉曲张应注射组织胶治疗。

4. 急诊手术

仅限于经上述治疗无效、肝储备功能为 Child – Pugh A 级的患者，可行断流术或分流术。

5. 介入治疗

上述患者如无手术条件者可行经颈静脉肝内门体分流术（TIPS）作为急救措施，但因其易堵塞，中远期效果不理想，通常仅作为准备肝移植患者的过渡治疗。

（吴咏冬）

第三节　下消化道出血

传统下消化道出血的概念是指 Treitz 韧带以远部位的小肠和大肠出血，但小肠出血（也称作中消化道出血）在临床表现、诊治及预后方面与结直肠出血有较大区别，因此，本共识意见对下消化道出血的定义特指结、直肠出血。

传统不明原因消化道（OGIB）出血是指常规内镜检查（胃镜和结肠镜）不能确定出血来源的持续或反复消化道出血。近年来，随着胶囊内镜、小肠镜及放射影像等小肠检查成像技术的出现及应用推广，大多数患者的出血原因可以被明确诊断，其出血部位多位于小肠。因此，目前一般用更为明确的"小肠出血（SBB）"来取代此前定位不够明晰的 OGIB。小肠出血的病因主要为血管性病变、炎症、肿瘤和 Meckel 憩室等。

按疾病的系统分类，下消化道出血可分为原发于下消化道的疾病（按部位不同又分为肛门，结、直肠等）和继发于其他系统的疾病两大类；按疾病的性质分类，可分为肿瘤性、炎症性、血管性、机械性、全身性、先天性及其他病因。下消化道出血的主要病因有大肠癌、大肠息肉、炎症性肠病、肠道感染性疾病、血管性病变（包括痔和血管畸形）、憩室和放射性肠炎等。

【诊断要点】

（一）临床表现

便血是下消化道出血的主要症状，便血的颜色取决于出血的部位、出血量、出血速度以及在肠道停留的时间。粪便表面附有血液，提示左半结肠出血；便后滴血一般为肛管部位出血；下段直肠出血量大时，血色鲜红，排出体外后可凝成血块。

（二）鉴别诊断

1. 排除上消化道出血

一般根据血便的颜色和量确定。在排除饮食及药物因素之后，出现间断少量红色或暗红色血便，即可初步拟为下消化道出血。当出现大量暗红色血便或仅表现为黑便或便潜血阳性时，应常规行胃镜检查除外上消化道出血。对一般状况差、不能耐受胃镜或选择性动脉造影检查的消化道大出血患者，可行胃管冲洗以排除上消化道出血。

2. 判断出血病因

按下消化道出血的临床特征，初步判断出血病因。反复鲜红色血便，便后滴血，与粪便不相混淆者多见于内痔、肛裂或直肠息肉。大便习惯改变或黑便伴有黏液及大便变细者，应高度怀疑结直肠肿瘤。反复血性腹泻史应高度怀疑炎症性肠病。

根据主要临床症状，对下消化道出血患者做出初步诊断。黏液脓血便伴里急后重或肛门坠胀感，大便次数增多或排便习惯改变，应考虑细菌性痢疾、溃疡性结肠炎、结直肠癌；便血伴剧烈腹痛者，尤其是老年心血管疾病患者，应警惕缺血性肠病、肠系膜动脉栓塞；便血伴发热、皮疹、皮肤黏膜出血，多见于急性传染病如伤寒、副伤寒、流行性出血热、钩端螺旋体病、急性血吸虫病等；持续便潜血阳性者，应警惕消化道肿瘤可能。

婴儿和儿童以先天性疾病居多（如肠道息肉病等），其他还有肠道感染性疾病、血液病、肠套叠、肠重复畸形等；青年与成人以大肠息肉和炎症性肠病居多。随着年龄增长，大肠癌比例显著增高；60 岁以上老年人以结直肠癌和息肉为下消化道出血的常见病因。

（二）实验室检查

常规实验室检查包括血常规，便常规，潜血试验，血尿素氮、肌酐，出、凝血机制测定等。按不同临床特点，可行有关免疫学检测、结核菌素试验等。

（三）辅助检查

1. 直肠指检

常规检查，有助于查明中、下段直肠腔内的病变。

2. 结肠镜检查

结肠镜及活检组织病理学检查是下消化道出血病因诊断最重要的检查方法。结肠镜可检查整个结、直肠，并可推进至末段回肠 20～30cm，是下消化道出血最常用的检查方法，具有清晰、直观等优点，对部分结肠出血病变还可行内镜下治疗。对于所有的急性下消化道出血患者，结肠镜均可作为首要诊断方法。进行结肠镜检查时在进镜过程和退镜过程均应仔细观察，尽可能冲洗干净残留的粪便及血液，以便确认出血部位。内镜医师应当插镜至末端回肠以除外小肠出血。在出血症状 24 小时内行结肠镜检查可以提高诊断率。

3. 选择性腹腔血管造影

活动出血期，出血量 >0.5ml/min 时可见造影剂外溢，静止期可发现血管走行异常，并可选择至出血动脉行血管栓塞、注射血管收缩剂等止血。

4. CT/CTA 检查

CT/CTA 检查对于消化道出血、血管病变及肿瘤病变的检测准确率高，能清晰地显示病变血管形态、肿瘤血管浸润情况、与周围组织关系。

完整的下消化道出血诊断包括下消化道出血的确立、出血速度、出血量和出血部位的判断，明确出血的原因。应强调在详细询问病史、细致体格检查的基础上结合实验室及内镜、影像学等辅助检查，强调结肠镜在下消化道出血诊断治疗中的作用。

【治疗原则】

1. 一般治疗

卧床休息，严密监测患者生命体征，如心率、血压、呼吸、尿量及神志变化；必要时行中心静脉压测定；老年患者可根据情况进行心电监护；活动性出血期间应禁食，观察便血情况，监测血常规、肝、肾功能等。

2. 补充血容量

对急性下消化道大出血患者，要尽快建立有效的静脉输液通道，及时补充血容量，包括输液、输血，可先输平衡液或葡萄糖盐水。开始输液速度宜快，待血压回升后可根据中心静脉压和每小时尿量决定输液速度和种类；出现低血容量休克时，应尽早输注全血，必要时在补充血容量的同时酌情应用多巴胺、间羟胺等血管活性药物以维持血压稳定、保证重要脏器血流灌注；有酸中毒时可用碳酸氢钠静脉滴注。应当将患者的血红蛋白水平维持于 70g/L 以上，考虑出血速度较快或有严重合并症的患者（特别是心肌缺血）血红蛋白应维持于 90g/L 以上。

3. 药物止血治疗

去甲肾上腺素液保留灌肠有时对左半结肠出血有效；静脉应用巴曲酶、抗纤维蛋白溶解物如氨基己酸等对止血有一定疗效；血管活性药物，如血管升压素、生长抑素有一定作用。

4. 内镜下止血治疗

常用的方法包括止血药物喷洒、药物局部注射、热凝止血和机械止血。药物注射常选用 1 : 10000 或 1 : 20000 肾上腺素盐水、95% ~ 100% 无水乙醇和硬化剂等。肾上腺素注射治疗可以初步控制活动性出血并改善视野，但应与热凝或机械止血方法联合以达到更为确切的止血效果；热凝止血包括氩离子凝固术（APC）、热探头等方法；机械止血主要采用各种止血夹。结肠憩室出血推荐使用金属夹止血，其较热凝止血更为安全。血管扩张出血建议采用 APC 凝固止血。息肉切除术后止血建议采用金属夹或电凝止血，可联合使用肾上腺素注射止血。镜下止血方法的选择应依据出血病变的具体情况而定，同时注意维持患者血流动力学的稳定。

5. 介入治疗

可行选择性或超选择性血管造影，一旦明确消化道出血部位后，可经导管注入血管升压素 0.1 ~ 0.4U/min，其对右半结肠及小肠出血止血效果优于静脉给药。对血管造影后动脉输注血管升压素无效病例，可在出血灶注入栓塞剂行血管栓塞治疗。

6. 紧急手术治疗

经内科保守治疗仍不能控制出血并危及生命者，无论出血病变是否明确，均为急诊手术指征。

7. 病因治疗

针对下消化道出血的不同病因，选择药物治疗、内镜治疗或择期外科手术治疗等。

8. 预防再出血

有下消化道出血病史的患者应避免 NSAIDs 药物使用，特别是憩室炎和血管扩张症导致出血的患者。

（毛高平）

第四节　小肠出血

小肠解剖上包括十二指肠、空肠和回肠，因十二指肠出血通常可通过上消化道内镜诊断，故狭义的小肠出血是指 Treitz 韧带以下的空肠和回肠出血。小肠出血可以分为：显性小肠出血，表现为黑便、血便或呕血等肉眼可见的出血；隐性小肠出血，表现为反复发作的缺铁性贫血和粪便隐血试验阳性。小肠出血占消化道出血的 5% ~ 10%。

近年来，随着胶囊内镜、小肠镜及放射影像等小肠检查成像技术的出现及应用推广，大多数患者的出血原因可以被明确诊断。因此，越来越多的学者倾向于用更为明确的"小肠出血（SBB）"来取代此前定位不够明晰的"不明原因消化道出血（OGIB）"。SBB 具体可以区分为：显性小肠出血，指患者存在黑便或便血，同时检出小肠出血病灶；隐性小肠出血，指患者存在缺铁性贫血，有或者没有粪隐血阳性，同时检出小肠出血病灶。小肠出血病因主要包括血管性病变、小肠炎症性疾病、肿瘤、麦克尔憩室、NSAIDs 药物应用（医源性损伤）和息肉综合征等，常见病因约占可疑小肠出血的 75%。其他少见病因包括：过敏性紫癜、淀粉样变性、蓝色橡皮疱痣综合征、弹性假黄瘤、遗传性出血性毛细血管扩张症、家族性腺瘤性息肉病和黑斑息肉综合征和小肠寄生虫病等。不同年龄小肠出血患者病因谱存在一定差别。青年患者（≤40岁）常见病因包括克罗恩病、麦克尔憩室、血管性病变和息肉综合征等；年龄>40岁患者常见病因包括血管性病变、肿瘤、非甾体抗炎药相关性溃疡和缺血性肠病等。

【诊断要点】

（一）临床表现

1. 便血

以黑便为主，或见暗红色血便、鲜红色血便、大便潜血阳性。

2. 腹痛

根据小肠出血部位不同及是否伴有肠道梗阻、缺血、感染等，腹痛部位及性质有所区别，表现为持续性隐痛，一般无放射痛。查体可有腹部压痛，无反跳痛。

3. 周围循环衰竭

可伴有头晕、心慌，出血量多者可见晕厥、汗出肢冷、心率增快、血压下降等周围循环衰竭表现。

急性显性小肠出血可伴肉眼可见的黑便及暗红色血便，且次数增多，或伴有肠鸣音活跃；少数情况下，如十二指肠快速大量出血反流至胃内或部分胃十二指肠术后的患者出现高位小肠出血时，也可有呕血的表现。慢性显性出血表现为慢性贫血症状，伴肉眼可见的黑便或血便，疾病表现类似急性显性失血，但一般程度较轻或间歇出现。慢性隐性出血除慢性贫血外无明显临床症状，可有持续或间歇便潜血阳性。

（二）影像学诊断

1. 小肠 CT 造影

小肠 CT 造影（CTE）能同时观察肠壁、肠周、动脉、静脉等情况，对炎症性肠病（克罗恩病）、肠道肿瘤（间质瘤、淋巴瘤、腺癌）、血管畸形（动静脉畸形）、息肉等病变的诊断具有重要价值，已成为诊断小肠疾病的重要检查手段，用于克罗恩病和隐性胃肠道出血的诊断评估。虽然 CTE 对小肠出血疾病的检出率低于胶囊内镜和小肠镜，但对于肠道外病变的显示、可疑肠梗阻者，推荐 CTE 作为首选检查方法。

2. CT 血管造影

CT 血管造影（CTA）是诊断小肠血管性疾病的重要影像学检查方法。小肠血管瘤 CTA 检查可见供血动脉；小肠动、静脉畸形时可见增粗的供血动脉及粗大的引流静脉。DSA 血管造影可作为生命体征不稳定的小肠急性大出血时可靠的重要检查方法。急诊动脉造影的阳性率较高。

3. 胶囊内镜

胶囊内镜（CE）可作为 CTE/CTA 检查阴性患者的一线检查方法。CE 对不明原因消化道出血的诊断率的高低与出血状况密切相关，显性出血诊断率较高，因此 CE 的最佳检查时机为出血刚停止的数天至 2 周内。胶囊内镜依从性更好，使胶囊内镜成为小肠出血的一线检查手段。CE 对十二指肠和近端空肠处病变的检出率较低。

4. 小肠镜

小肠镜包括双气囊小肠镜和单气囊小肠镜，是诊断小肠出血有效的检查手段。小肠镜可检查整个小肠，观察小肠黏膜直观清晰，并可行组织活检及止血治疗。

CE 与 CTE/CTA 在潜在小肠出血的诊断中有互补作用，CE 和 CTE 联合检查可提高诊断敏感性。CE 对溃疡、炎症和血管性出血诊断效果较好，而 CTE 对肿瘤和 Meckel 憩室较好。胶囊内镜检查阳性结果有助于小肠镜进镜方式的选择及提高诊断率。在出血情况稳定的患者中，建议优先选用 CE；在出血情况不稳定的患者中，可行急诊小肠镜检查或血管造影检查。

初步判断小肠出血病因应重视病史及临床表现。判断是否活动性出血有助于制订相应的诊治措施。小肠出血部位的判断应综合临床表现、影像学检查、内镜检查及实验室检查综合评估。一般来说，空肠出血以黑便为主要表现，回肠出血以便血为主要表现。胶囊内镜时间指数对出血部位有参考价值，时间指数≤0.6，则出血灶位于空肠或上段回肠；时间指数 >0.6，提示出血灶位于下段回肠。

当高度怀疑小肠出血、CTE/CTA 和胶囊内镜检查阴性或存在胶囊内镜检查禁忌时（如肠腔狭窄），推荐应用小肠镜进行诊断。对持续的显性小肠出血，为明确诊断的同时行镜下治疗，可选择小肠镜。在选择首先经口或经肛进镜时，也要参考患者可能的出血原因，如 Meckel 憩室或小肠克罗恩病出血时，应选择肛侧进镜。

经过 CTE/CTA、DSA、胶囊内镜、小肠镜等检查阴性的潜在小肠出血患者仍有一定的再出血风险，建议密切随诊。出血早期或活动性出血时接受小肠镜检查发现病变的阳性率更高，潜在小肠出血患者再出血时行急诊胶囊内镜和（或）急诊小肠镜检查具有一定价值，可以提高小肠血管性病变的检出率。

【治疗原则】

（一）监测生命体征，维持有效循环

强调监测意识状态、心率、脉搏、血压、呼吸、肢体温度、皮肤和甲床颜色、尿量及颈静脉充盈情况等体征和循环指标，补充血容量，纠正循环衰竭。

（二）药物治疗

1. 奥曲肽

对小肠血管扩张性病变导致的出血有一定的治疗作用。年龄 >65 岁、男性、应用抗血小板药物、慢性阻塞性肺疾病、慢性肾衰竭可能是疗效不佳的独立相关因素。

2. 沙利度胺

对小肠血管扩张性病变导致的出血有一定的治疗作用，但不良反应发生率高，主要有便秘、疲劳、眩晕、周围水肿及周围神经病变、深静脉血栓等。

3. 铁剂

口服或静脉补充铁剂作为小肠慢性出血的支持治疗，有助于提高血红蛋白水平，可降低输血的频次。

4. 米索前列醇

预防治疗 NSAIDs/阿司匹林引起的小肠黏膜损伤出血。用量 200μg，4 次/天。

（三）介入治疗

小肠急性大出血出现血流动力学不稳定的患者，可选择血管介入治疗。

血管造影是一项有创检查，可发现出血速率为 $0.5 \sim 1.0ml/min$ 的病灶，发现出血部位后可立即给予介入治疗，包括选择性动脉内加压素治疗、超选择性微线圈栓塞、超选择性明胶海绵或聚乙烯醇栓塞等，常见的并发症为肾衰竭、血栓栓塞以及导管部位的感染或出血。

（四）内镜治疗

小肠镜在止血治疗方面已被证实安全有效，尤其对于小肠血管性病变，可直接行小肠镜下治疗。以往治疗小肠血管性病变的方法主要包括单、双极电凝术和激光电凝术，目前 APC 成为主要治疗手段，对于以渗血为主的溃疡或糜烂性病灶采取内镜下烧灼止血或局部注射 1∶10000 肾上腺素；溃疡表面裸露血管所致的活动性出血、Dieulafoy 溃疡，小肠镜下钛夹止血的效果较好。APC 止血有大约 1% 的并发症率，包括穿孔、肠炎和肠麻痹。

小肠血管瘤（主要是静脉瘤），多见于空肠，可为单发或多发。临床表现无特异性，主要表现为消化道出血。小肠静脉（瘤）大量出血者需立即手术切除病灶，隐匿性少量出血可选用内镜下止血治疗（如静脉瘤套扎术或硬化剂注射治疗）。

再出血率是评价小肠血管性病变内镜下治疗有效性的指标，有报道小肠血管性病变患者出血控制率远低于其他小肠疾病引起的出血，因此对于血管性病变患者要进行密切随访。小肠血管性病变内镜治疗后再出血的危险因素包括：血管病变数量、年龄超过 65 岁、空肠病变、心脏瓣膜疾病、慢性肾病、使用抗凝药物以及需要输血治疗。

（五）外科治疗

外科手术通常被认为是小肠出血最终治疗手段。手术前应明确出血部位、出血病因，性质，术中需定位准确。

病变部位定位分为术前定位和术中定位两种。术前胶囊内镜、血管造影、核素检查、小肠 CT 重建、小肠血管 CT 重建等检查能够诊断小肠出血并提示出血部位，但难以精确定位小肠出血的具体位置。术中通过小肠镜检查、血管造影（经导管注射亚甲蓝溶液）可以准确定位出血位置，精确切除病变范围，同时可排除小肠多处出血的可能，避免遗漏其他病变。

小肠出血病灶性质决定了手术切除范围、吻合方式的不同。对于良性疾病，如炎性肠病、憩室、血管畸形、GIST、特殊感染性疾病等，切除范围应包括病变肠管以及两端 5cm 正常肠管。对于恶性疾病，如腺癌、淋巴瘤（如肠病相关 T 细胞淋巴瘤）以及神经内分泌肿瘤（包括神经内分泌瘤和神经内分泌癌）应切除距肿瘤远、近端各 10cm 肠管及其对应肠系膜，并清扫肠系膜上动静脉旁淋巴脂肪组织。

对于通过相应的辅助检查手段无法明确诊断或通过充分的内科保守治疗、介入治疗仍无法控制出血者，应酌情考虑剖腹探查，以确定出血部位及止血。

【随访】

小肠血管性病变出血经内镜治疗后仍有再出血风险，应定期监测及加强随访。

对于胶囊内镜检查未见持续显性出血又不需要输血治疗的不明原因消化道出血患者，因为他们的预后较好且再出血风险低，建议采取保守治疗，定期随访监测。高龄、使用抗凝药物可增加再出血的风险，因此对于服用抗凝药物的患者，需定期复查血常规、便常规。

对经过 CTE/CTA、DSA、胶囊内镜、小肠镜等检查仍未能明确出血原因的患者，若出现再出血，可选择急诊气囊辅助小肠镜或胶囊内镜检查以明确病因。

（毛高平）

第四十一章　肝功能衰竭

肝功能衰竭（LF）简称肝衰竭，是各种原因所致的严重肝脏疾病综合征，若不及时诊治病死率极高。肝衰竭是多种因素引起的严重肝脏损害，导致其合成、解毒、代谢和生物转化功能严重障碍或失代偿，出现以凝血功能障碍、黄疸、肝性脑病、肝肾综合征、腹腔积液等为主要表现的一组临床综合征。肝衰竭的精确定义基于对肝脏重要功能的深刻认识，由于肝脏功能的复杂性及其强大的代偿能力以及不同类型肝衰竭病理、生理机制的差异，发生肝衰竭时并非意味着肝脏所有功能均丧失，并且强调肝衰竭并不是一个独立的疾病诊断，而是一种描述肝脏功能损伤程度的判断。

【诊断要点】

（一）肝衰竭的分类和分期

根据病史、起病特点、病情发展速度和组织病理学特征，肝衰竭可被分为四类。组织病理学检查在肝衰竭诊断、分类及预后判定上具有重要价值，但由于肝衰竭患者的凝血功能严重降低，实施肝穿刺具有较高的风险，在临床工作中应特别注意。根据临床表现的严重程度，亚急性肝衰竭和慢加急性（亚急性）肝衰竭可分为早期、中期和晚期。

1. 分类

根据病史、起病特点、病情发展速度和组织病理学特征，肝衰竭可被分为四类：急性肝衰竭（ALF）、亚急性肝衰竭（SALF）、慢加急性（亚急性）肝衰竭（ACLF 或SACLF）和慢性肝衰竭（CLF）。肝衰竭发生时（慢性肝衰竭除外），肝脏组织学可观察到广泛的肝细胞坏死，坏死的部位和范围因病因和病程的不同而不同。按照坏死的范围程度，可分为大块坏死（坏死范围超过肝实质的 2/3）、亚大块坏死（约占肝实质的 1/2～2/3）、融合性坏死（相邻成片的肝细胞坏死）及桥接坏死（较广泛的融合性坏死并破坏肝实质结构）。在不同病程肝衰竭肝组织中，可观察到一次性或多次性的新旧不一肝细胞坏死病变。急性肝衰竭的特征是起病急，发病 2 周内出现 Ⅱ 度及以上肝性脑病为特征的肝衰竭综合征，组织病理学特征是肝细胞呈一次性坏死，可呈大块、亚大块坏死或桥接坏死，伴存活肝细胞严重变性，肝窦网状支架塌陷或部分塌陷；亚急性肝衰竭起病较急，发病 15 日～26 周内出现肝衰竭综合征，组织病理学特点为肝组织呈新旧不等的亚大块坏死或桥接坏死；较陈旧的坏死区网状纤维塌陷或有胶原纤维沉积；残留肝细胞有程度不等的再生，并可见细、小胆管增生和胆汁淤积；慢加急性（亚急性）肝衰竭是在慢性肝病基础上出现的急性肝功能失代偿，组织病理学特点为在慢性肝病病理损害的基础上，发生新的、程度不等的肝细胞坏死性病变；慢性肝衰竭是在肝硬化基础上，肝功能进行性减退导致的以腹腔积液或门脉高压、凝血功能障碍和肝性脑病等为主要表现的慢性肝功能失代偿，组织病理学特点为弥漫性肝纤维化以及异常增生结节形成，可伴有分布不均的肝细胞坏死。

2. 分期

根据临床表现的严重程度，亚急性肝衰竭和慢加急性（亚急性）肝衰竭可分为早期、中期和晚期。

（1）前期：极度乏力，并有明显厌食、呕吐和腹胀等严重消化道症状；丙氨酸氨基转移酶（ALT）和（或）天冬氨酸氨基转移酶（AST）大幅升高，黄疸进行性加深（85.5μmol/L）≤TBil<171μmol/L）或每日上升≥17.1μmol/L；有出血倾向，40%<PTA≤50%（INR<1.5）。

（2）早期：极度乏力，并有明显厌食、呕吐和腹胀等严重消化道症状；ALT和（或）AST继续大幅升高，黄疸进行性加深（血清总胆红素≥171μmol/L或每日上升≥17.1μmol/L）；有出血倾向，30%<凝血酶原活动度（PTA）≤40%（或1.5≤INR<1.9）；无并发症及其他肝外器官衰竭。

（3）中期：在肝衰竭早期表现基础上，病情进一步发展，ALT和（或）AST快速下降，TBil持续上升，出血倾向明显（出血点或瘀斑），20%<PTA≤30%（1.9≤INR<2.6），伴有1项并发症和（或）1个肝外器官功能衰竭。

（4）晚期：在肝衰竭中期表现基础上，病情进一步加重，有严重出血倾向（注射部位瘀斑等），PTA≤20%（INR≥2.6），并出现2个以上并发症和（或）2个以上肝外器官功衰竭。

（二）临床表现

主要症状是健康状况全面衰退、显著乏力、严重消化道症状、黄疸进行性加深、出血倾向明显、焦虑和烦躁、低热和出现肝臭等。病情发展到一定程度，可发生脑水肿及肝性脑病、腹腔积液、肝肾综合征、上消化道出血、严重继发感染等致命性并发症。

1. 健康状况全面衰退

表现为虚弱、高度乏力，体重下降，严重时起床活动也感困难，甚至生活不能自理。

2. 严重的消化道症状

食欲极度减退，厌油，上腹部闷胀不适，可出现恶心、呕吐和呃逆。腹部明显胀气，肠鸣音减弱或消失。

3. 黄疸进行性加重

以肝细胞性黄疸为主，大部分患者表现为巩膜及皮肤黄染并进行性加深。病毒性肝炎引起的肝衰竭，黄疸往往呈重度（血清胆红素>171μmol/L），而且黄疸加深的速度较快，血清胆红素升高幅度每日可达17.1μmol/L以上。

4. 明显的出血倾向

可出现皮肤紫癜、瘀斑、自发性齿龈出血、鼻出血和上消化道出血等。

5. 发热

部分患者表现为持续低热，主要由于进行性肝细胞坏死或功能衰竭的肝脏不能清除来自肠道的内毒素等毒性物质所致。如并发感染，体温可明显升高，甚至出现高热。

6. 并发症

脑水肿、肝性脑病、腹腔积液、肝肾综合征、上消化道出血及严重继发感染等。

（三）实验室检查

1. 病因学检查

任何能引起急性肝炎的病毒都能导致急性肝衰竭。这些病毒可广义的分为嗜肝病毒（如甲～戊型肝炎病毒）和肝脏仅作为其散播性感染一部分的病毒［如 EB 病毒、巨细胞病毒（CMV）、水痘–带状疱疹病毒等］。少数自身免疫性肝病以急性肝衰竭起病，因此，当常规检查阴性时，应进行自身免疫性肝病指标的检查，如抗核抗体和抗线粒体抗体、IgG、IgM 等。肝豆状核变性可以急性肝衰竭起病，应结合临床表现进行筛查，但是铜蓝蛋白在鉴别诊断中意义不大，因为大多数肝衰竭患者此值均降低，并且仅有一半的患者存在 KF（Kayser–Fleischer 角膜色素环）环。尽管有时尿铜和血清铜不能快速拿到结果，如果怀疑此病也应及早安排检查，疑诊药物性肝衰竭的患者应排除所有其他可以排除的病因，尽管如此，另仍有部分患者病因不明。

2. 肝脏功能的实验室检查

肝衰竭时 ALT、AST 可以显著升高，随后迅速下降，同时血清胆红素显著升高，呈"酶–胆分离"现象，是预后不良的表现之一。肝衰竭时肝细胞严重坏死和损害，血清胆碱酯酶活性降低。肝衰竭早期白蛋白可以正常，以后则逐渐下降。凝血功能的下降是重型肝炎肝衰竭最重要的特征之一，可以表现为 PT、INR 延长，PTA（凝血酶原活动度）下降，部分患者有血氨升高。

（四）辅助检查

腹部 B 超检查时候，多数急性肝衰竭时肝脏径线上可无明显改变，早期病例肝表面尚平滑整齐而肝右缘锐利，肝内回声较均匀致密，但略有增强；个别迅速进展的急性肝衰竭肝脏可明显缩小；后期当肝纤维化明显时门静脉直径可增宽。部分慢加急性肝衰竭有肝硬化病变基础，可有相应的超声表现，一部分患者在病情进展中出现腹腔积液。

（五）诊断要素

总结起来，肝衰竭诊断的要素包括七个方面：①肝衰竭发生的速度；②是否并发肝性脑病；③高度黄疸；④凝血机制严重障碍；⑤腹腔积液；⑥病因；⑦基础疾病。

【治疗原则】

治疗方法有三种，即内科综合治疗、人工肝支持治疗和肝移植手术。总的治疗原则是：识别并去除引起肝衰竭的原因；最大限度改善患者的内环境和提供器官功能支持，为肝脏再生提供条件；积极防治并发症；早期识别肝脏不能充分再生的患者以便提高肝移植手术的成功率。

（一）内科综合治疗

目前肝衰竭的内科治疗尚缺乏特效药物和手段。原则上强调早期诊断、早期治疗，采取相应的病因治疗和综合治疗措施，并积极防治并发症。肝衰竭诊断明确后，应动态评估病情、加强监护和治疗。

1. 一般支持治疗

卧床休息，减少体力消耗，减轻肝脏负担，病情稳定后适当加强运动；加强病情监护；推荐肠内营养，包括高碳水化合物、低脂、适量蛋白饮食；积极纠正低蛋白血症；进行血气监测，注意纠正水电解质及酸碱平衡紊乱；注意消毒隔离，加强口腔护理、肺部及肠道管理，预防医院内感染发生。

病因治疗：肝衰竭病因对指导治疗及判断预后具有重要价值，包括发病原因及诱因两类。去除诱因如重叠感染、各种应激状态、饮酒、劳累、药物影响和出血等，针对病因治疗或特异性治疗。①对 HBV－DNA 阳性的肝衰竭患者，不论其检测出的 HBV－DNA 载量高低，在知情同意的基础上可尽早酌情使用核苷（酸）类似物，抗病毒药物应该选择快速、强效的核苷（酸）类似物，建议优先使用恩替卡韦、替诺福韦等，但应注意后续治疗中病毒变异和停药后病情加重的可能；HCV RNA 阳性的肝衰竭患者，抗病毒治疗首选无干扰素的直接抗病毒药物（DAAs）治疗方案，并根据 HCV 基因型、患者耐受情况等进行个体化治疗；甲型、戊型病毒性肝炎引起的急性肝衰竭，目前尚未证明病毒特异性治疗有效。②确诊或疑似疱疹病毒或水痘－带状疱疹病毒感染导致急性肝衰竭的患者，应使用阿昔洛韦（5～10mg/kg，q8h，静脉滴注）治疗，且危重者可考虑进行肝移植。③对于药物性肝衰竭，应首先停用所有可疑的药物，确诊或疑似对乙酰氨基酚（APAP）过量引起的急性肝衰竭患者，如摄入 APAP 在 4 小时内，在给予 N－乙酰半胱氨酸（NAC）之前应先口服活性肽，摄入大量 APAP 患者，血清药物浓度或氨基转移酶升高提示即将或已经发生了肝损伤，应立即给予 NAC。④确诊或疑似毒蕈中毒的急性肝衰竭患者，根据欧美国家的临床经验可应用水飞蓟宾和青霉素 G。

2. 免疫调节治疗

肾上腺皮质激素在肝衰竭治疗中的应用尚存在不同意见。自身免疫性肝炎及急性酒精中毒（重症酒精性肝炎）等，可考虑肾上腺皮质激素治疗，治疗中需密切监测，及时评估疗效与并发症；α_1－胸腺素用于慢性肝衰竭、肝硬化合并自发性腹膜炎、肝硬化患者，有助于降低病死率和继发感染发生率。

3. 其他治疗

可应用肠道微生态调节剂、乳果糖或拉克替醇，以减少肠道细菌易位或内毒素血症，有报道粪便移植（FMT）作为一种治疗肝衰竭尤其肝病脑病的新思路，可能优于单用益生菌；酌情选用改善微循环药物、抗氧化剂（如 NAC 和还原型谷胱甘肽、甘草酸制剂、多烯磷脂酰胆碱、腺苷蛋氨酸等）治疗。

（二）并发症的治疗

1. 肝性脑病

去除诱因，如严重感染、出血及电解质紊乱等；调整蛋白质摄入量及营养支持；应用乳果糖或拉克替醇，口服或高位灌肠，可酸化肠道，促进氨的排出，调节微生态，减少肠源性毒素吸收；视患者的电解质和酸碱平衡情况酌情选择精氨酸、门冬氨酸、鸟氨酸等降氨药物；酌情使用支链氨基酸以纠正氨基酸失衡；Ⅲ度以上的肝性脑病患者建议气管插管；抽搐患者可酌情使用半衰期短的苯妥英或苯二氮䓬类镇静药物，不推荐预防用药；人工肝支持治疗；对于早期肝性脑病要转移至安静的环境中，密切评估其病情变化，防止病情进展恶化；常规评估患者的颅内压，吲哚美辛可以考虑应用于难控制的颅内高压患者。

2. 脑水肿

有颅内压增高者，给予高渗性脱水剂，但肝肾综合征患者慎用；襻利尿剂，一般选用呋塞米，可与渗透性脱水剂交替使用；应用人血白蛋白，提高胶体渗透压，降低颅内压，减轻脑水肿症状；急性肝衰竭患者存在难以控制的颅内高压时，在大脑高血流灌注情况下，可考虑应用轻度低温疗法和吲哚美辛。

3. 肝肾综合征

可用特利加压素联合白蛋白，若有效，疗程 7 ~ 14 天；若无效，停用特利加压素。去甲肾上腺素联合白蛋白对 1 型或 2 型肝肾综合征有与特利加压素类似效果。

4. 感染

肝衰竭患者容易合并感染，常见原因是机体免疫功能低下、肠道微生态失衡、肠黏膜屏障作用降低及侵袭性操作较多等；肝衰竭患者常见感染包括自发性腹膜炎、肺部感染和败血症等；感染的常见病原体为大肠埃希菌等革兰阴性杆菌、葡萄球菌、肺炎链球菌、厌氧菌、肠球菌等细菌以及假丝酵母菌等真菌；一旦出现感染征象，应首先根据经验用药，选用广谱抗感染药物，联合应用多个抗感染药物，同时可加服微生态调节剂。尽可能在应用抗生素前进行病原体分离及药敏试验，并及时根据病原学检测及药敏结果调整用药，同时注意防治二重感染。

5. 出血

对门脉高压性出血患者，为降低门脉压力，首选生长抑素类似物或特利加压素，也可使用垂体后叶素（或联合应用硝酸酯类药物）；可用三腔管压迫止血或行内镜下套扎、硬化剂注射或组织粘合剂治疗止血；内科保守治疗无效时，可急诊手术治疗；对弥漫性血管内凝血患者，可给予新鲜血浆、凝血酶原复合物和纤维蛋白原等补充凝血因子，血小板显著减少者可输注血小板，可酌情给予小剂量低分子肝素或普通肝素，对有纤溶亢进证据者可应用氨甲环酸或氨甲苯酸等抗纤溶药物。

（三）人工肝支持治疗

人工肝是指通过体外的机械、理化或生物装置，清除各种有害物质，补充必需物质，改善内环境，暂时替代衰竭肝脏部分功能的治疗方法，为肝细胞再生及肝功能恢复创造条件或等待机会进行肝移植。人工肝支持系统分为非生物型、生物型和混合型三种。非生物型人工肝已在临床广泛应用并被证明确有一定疗效。目前应用的非生物型人工肝方法包括血浆置换（PE）或选择性血浆置换（FPE）、血浆（血液）灌流（PP/HP）、血浆胆红素吸附（PBA）、血液滤过（HF）、血液透析（HD）、白蛋白透析（AD）、血浆滤过透析（PDF）和持续性血液净化疗法（CBP）等。由于各种人工肝的原理不同，因此应根据患者的具体情况选择不同方法单独或联合使用：伴有脑水肿或肾衰竭时，可选用 PE 联合 CBP、HF 或 PDF；伴有高胆红素血症时，可选用 PBA 或PE；伴有水电解质紊乱时，可选用 HD 或 AD。应注意人工肝治疗操作的规范化。

（四）肝移植

肝移植是治疗中晚期肝衰竭最有效的治疗手段。肝移植有多种手术方式，开展最多的是同种异体原位肝移植。肝移植适用于各种原因所致的中晚期肝衰竭及经积极内科和人工肝治疗疗效欠佳、各种类型的终末期肝硬化。

（徐有青）